多囊卵巢综合征的代谢紊乱与健康管理

——基层医生能力提升手册

主　编 ◎ 哈灵侠

副主编 ◎ 刘春莲　袁莹莹

　　　　景万红　韩灵云

U0302473

科学技术文献出版社

SCIENTIFIC AND TECHNICAL DOCUMENTATION PRESS

·北京·

图书在版编目（CIP）数据

多囊卵巢综合征的代谢紊乱与健康管理 ：基层医生
能力提升手册 / 哈灵侠主编. -- 北京 ：科学技术文献
出版社，2025. 1. -- ISBN 978-7-5235-2094-9

Ⅰ．R711. 75-62

中国国家版本馆 CIP 数据核字第 2024L3M211 号

多囊卵巢综合征的代谢紊乱与健康管理——基层医生能力提升手册

策划编辑: 帅莎莎　　责任编辑: 帅莎莎　　责任校对: 张　微　　责任出版: 张志平

出　版　者　科学技术文献出版社
地　　　址　北京市复兴路15号　　邮编　100038
编　务　部　（010）58882938，58882087（传真）
发　行　部　（010）58882868，58882870（传真）
邮　购　部　（010）58882873
官方网址　www.stdp.com.cn
发　行　者　科学技术文献出版社发行　全国各地新华书店经销
印　刷　者　北京虎彩文化传播有限公司
版　　　次　2025 年 1 月第 1 版　2025 年 1 月第 1 次印刷
开　　　本　710×1000　1/16
字　　　数　154 千
印　　　张　11.5
书　　　号　ISBN 978-7-5235-2094-9
定　　　价　58.00元

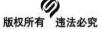

编委会

主　编　哈灵侠

副主编　刘春莲　袁莹莹　景万红　韩灵云

编　者　（按姓氏汉语拼音排序）

杜玉冬　洛阳市妇幼保健院

哈灵侠　北京大学第一医院宁夏妇女儿童医院
　　　　（宁夏回族自治区妇幼保健院）

韩灵云　吴忠市人民医院

何　蕊　宁夏医科大学

黄　蕾　西安国际医学中心医院

景万红　宁夏医科大学总医院

李英杰　宁夏医科大学

刘春莲　北京大学第一医院宁夏妇女儿童医院
　　　　（宁夏回族自治区妇幼保健院）

牛艳玲　吴忠市人民医院

屈潇潇　西安国际医学中心医院

王金娟　宁夏医科大学

许晓雪　宁夏医科大学

杨　静　宁夏医科大学

殷　婷　西安高新医院

袁莹莹　宁夏医科大学总医院

赵君利　宁夏医科大学总医院

主编简介

-- 主编

哈灵侠

主任医师，教授，医学博士，硕士研究生导师。中国优生优育协会妇科内分泌专业委员会委员，中国医疗保健国际交流促进会妇产医学分会委员，中国医疗保健国际交流促进会生殖医学分会青年委员，中华医学会生殖医学分会第四届青年委员会委员，宁夏医学会生殖医学分会副主任委员，宁夏医学会医学遗传学分会委员，《宁夏医学杂志》编委。长期从事多囊卵巢综合征相关科研及临床工作，主持并参与多项国家及省级课题，参编专著4部，发表论文30余篇，其中SCI收录论文4篇。

-- 副主编

刘春莲

主任医师，副教授，遗传学博士，硕士研究生导师，宁夏回族自治区青年拔尖人才，宁夏回族自治区高层次人才（E类）。担任科技部中国人类遗传资源管理专家组评审专家，中华医学会医学遗传学分会遗传咨询学组组员，中华医学会医学遗传学分会第十届青年委员会委员，宁夏医学会医学遗传学分会委员兼秘书。获宁夏回族自治区科学技术进步奖三等奖（排名第1位），主持国家级及省部级科研项目共9项，主编、参编专著3部，以第一作者发表SCI收录的论文8篇，其余论文30余篇。

-- 副主编

袁莹莹

副主任医师，医学硕士。中国优生优育协会助孕与优生专业委员会委员，全国卫生产业企业管理协会生殖免疫专业委员会青年委员，中国抗癌协会第一届生育力保护专业委员会委员。参与多项国家及省部级课题、全国多中心 RCT 研究，参编学术专著 3 部，参译学术专著 2 部，发表学术论文 10 余篇。

景万红

副主任医师，医学硕士。中国人体健康科技促进会男科学专业委员会委员，中国非公立医疗机构协会男性生殖与性医学专业委员会第一届委员会委员，宁夏医学会男科学分会委员会委员兼秘书。参与国家及省级课题多项，发表论文 8 篇，参编专著 3 篇。

韩灵云

主任医师。吴忠市人民医院妇科主任。中国康复医学会妇产康复专业委员会常务委员；宁夏医学会生殖医学分会常务委员；宁夏医学会妇产科学分会委员；宁夏医学会计划生育学分会委员。承担宁夏回族自治区级科研课题 1 项，发表专业学术论文 8 篇，曾入选宁夏回族自治区"学术技术带头人后备人员"，荣获吴忠市"优秀人才"奖，"优秀共产党员"称号，吴忠市人民医院"人才"奖，"优秀管理先进个人"称号。

前 言

时光荏苒，本书从筹划到成书历时一年余。每个章节都几易其稿，倾注了每位编者的辛劳，在此对各位编委的辛勤付出表示感谢！

多囊卵巢综合征（PCOS）是一种常见的复杂的内分泌代谢性疾病，它不仅影响着生育期妇女的生殖健康，而且与妊娠期并发症及多种代谢性疾病的发生和发展密切相关。在临床诊疗过程中，如果医生对此类疾病的认识不全面，缺乏早期筛查的意识，患者得不到规范化诊治，可能会为后期代谢性疾病的发生埋下隐患。"上工治未病，中工治欲病，下工治已病"，虽然现在无法根治 PCOS，但可以通过提高临床医生对疾病的认识，积极向患者进行健康宣教，从改变患者的生活习惯做起，将代谢性疾病防患于未然，也可以达到"上工治未病"的效果。笔者从事生殖内分泌工作二十余年，深切意识到 PCOS 规范化诊治技术亟待加强，基层医生的诊治水平有待提升。

近年来，国内外学者发表、出版了大量 PCOS 相关的科学文献和专业著作，各学术团体陆续发布了相关的共识和指南，但目前国内针对基层医生进行 PCOS 培训的专著较少。本书立足于服务基层医生的理念，深入浅出地讲述了 PCOS 与代谢紊乱的相关问题。全书涵盖内容丰富，包括 PCOS 患者的生育问题、孕期管理，非生育期 PCOS 患者的健康管理，PCOS 相关代谢性疾病的筛查及具体治疗方法等。

本书语言通俗易懂，兼有学术性、实用性、科普性的特点，希望能够成为广大基层妇产科医生的成长伴侣。在此感谢赵君利教授对本书编写内容、结构的指导，也感谢刘春莲、袁莹莹、景万红和韩灵云医生为本书进行修改和润色。

因时间匆忙，本书肯定还有许多不足之处。本书出版之际，又会涌现出大量最新的研究进展。再次恳切希望广大读者不吝赐教，对不足之处给予批评指正。期待读者的真诚反馈！

哈灵侠

致谢

基金项目：宁夏回族自治区科技惠民项目（2022CMG03018）国家重点研发计划生育健康及妇女儿童健康保障专项（2021YFC2700401）的资助。

目　录

第一章　概　述·· 01

　　第一节　什么是多囊卵巢综合征 ··· 02

　　第二节　多囊卵巢综合征会"代代相传"吗 ································· 12

第二章　多囊卵巢综合征与生育相关问题····························· 21

　　第一节　再美好的时光也有困扰——当青春期遇上多囊卵巢综合征 ······· 22

　　第二节　不孕症的"元凶"——多囊卵巢综合征 ························· 30

　　第三节　多囊卵巢综合征患者孕期及产后烦恼知多少 ··················· 39

第三章　多囊卵巢综合征的非生育期管理····························· 47

　　第一节　被多囊卵巢综合征"盯上"，非生育期妇女如何完美脱身 ······· 48

　　第二节　多囊卵巢综合征与子宫内膜病变 ································· 59

第四章　多囊卵巢综合征与代谢相关问题····························· 69

　　第一节　肥胖与多囊卵巢综合征的"相爱相杀" ·························· 70

　　第二节　胰岛素抵抗与多囊卵巢综合征 ··································· 87

　　第三节　雄激素与多囊卵巢综合征的"兰因絮果" ······················ 99

　　第四节　多囊卵巢综合征之"沉默的杀手"——脂代谢紊乱 ············· 112

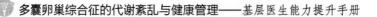
第五节　"肥胖"的肝脏——非酒精性脂肪性肝病 ················· 121

第六节　维生素 D 缺乏与多囊卵巢综合征"难脱干系" ················· 132

第七节　高同型半胱氨酸血症与多囊卵巢综合征 ················· 145

第八节　打鼾还真不是睡得香 ················· 157

第九节　肠道菌群"大作战" ················· 165

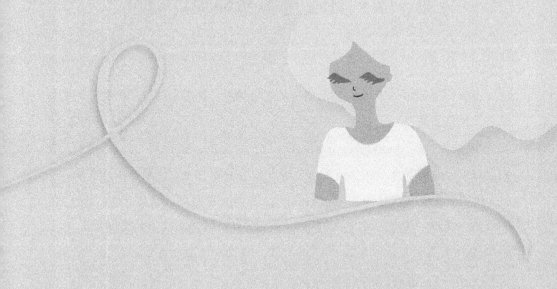

第一章

概　述

第一节 什么是多囊卵巢综合征

多囊卵巢综合征（polycystic ovary syndrome，PCOS）是一种影响女性生殖系统的多因素疾病，以高雄激素血症（hyperandrogenism，HA）、卵巢功能障碍和多囊卵巢（polycystic ovary，PCO）为特征。据报道[1]，在全球范围内，PCOS 患病率为 1/15，已成为全球发病率最高的生殖代谢障碍性疾病。

PCOS 临床表现呈异质性，不同的患者会呈现不同的临床表现，如月经不规律、不孕、肥胖、多毛症及痤疮等。随着对该疾病认识的不断深入，人们发现其不再是单纯的妇科内分泌疾病，而是一种涵盖遗传、代谢、营养、心理等多个领域的复杂的遗传内分泌代谢性疾病。PCOS 对女性健康的影响不仅局限于生育期妇女，而是跨越了女性生命全周期，可以说从来没有哪种疾病像 PCOS 这样影响如此之广泛，年龄跨度如此之长。

一、PCOS 的认识历程

PCOS 是一种古老的疾病。最早的医学记录可追溯到公元前 460 年，记录中描述了患者出现月经量少、闭经及不孕等症状；之后陆续有医生观察到患者还存在月经周期长、多毛症、嗓音粗大及肥胖等问题。1935 年 Stein 和 Leventhal 首先创造了"多囊卵巢综合征"这一名称。他们提出，当卵巢多囊性增大合并闭经、多毛症、肥胖及不孕等临床症状时，称之为多囊卵巢综合征或 Stein-Leventhal 综合征（S-L 综合征）[2]。但当时对卵巢病变的评估需剖腹探查和卵巢楔形切除术活检。

妇产科学、内分泌学、遗传学、分子生物学及影像学等学科的发展及交汇应用，促进了人们对 PCOS 的不断认识。20 世纪 70 年代，盆腔超声出现。由于具有非侵袭性及可反复操作的优势，盆腔超声成为诊断 PCOS 的有效工具。研究也发现，一些患者仅有卵巢多囊样改变，但排卵功能正常，也没有其他典型内分泌改变。因此，单纯超声提示卵巢多囊样改变并不能诊断PCOS。随着实验室检测手段的逐步改进，研究者发现PCOS患者还存在血清黄体生成素（luteinizing hormone，LH）、睾酮（testosterone，T）水平升高，部分患者还表现为高胰岛素血症及胰岛素抵抗（insulin resistance，IR）。人们对PCOS的评估不再单纯依据临床特征，而是结合生化指标及影像学检查。

目前PCOS的病因仍不清楚，越来越多的研究者认为，环境、遗传及社会心理等因素共同作用，促进PCOS的发生及发展[3]。研究结果表明，饮食结构、生活方式、环境毒物及药物等在PCOS的发生和发展中具有重要作用。如不良饮食习惯、肥胖、久坐、环境中存在双酚A及抗癫痫药物的摄入等，这些可以改变人体的激素水平，诱发潜在的致病条件，从而引起PCOS的内分泌失衡的表现。"胎源性学说"认为PCOS患者的高雄激素血症不仅影响自身的健康，也可能影响卵母细胞的发育和代谢功能及子代的激素生成[4]。更多的动物研究发现，子宫内T水平升高可引起胎儿T、LH及抗米勒管激素（anti-Müllerian hormone，AMH）水平升高，而这些激素的改变可引起胎儿生长发育受限，干扰其成年后卵泡生长和卵母细胞的成熟[5]，成年后易出现IR。

近年来，分子生物学技术及遗传学的迅猛发展极大地拓宽了人们对PCOS的理解，其研究不再局限于家族遗传范围，而是深入探索PCOS发病的基因层面原因。由于PCOS疾病表型的复杂性，各个研究之间缺乏一致的疾病诊断标准，以及样本量有限等问题，研究结论缺乏重现性，甚至不同的研究结果间存在矛盾。全基因组关联研究（genome-wide association study，GWAS）为人们提供了一种研究复杂疾病病因的方法，通过将患者全基因组范围内检测出的单核苷酸多态性（single nucleotide polymorphism，SNP）位点与对照组进行比较，找出所有的变异等位基因频率。我国专家在PCOS遗传学研究方面做出了巨大贡献，陈子江教授的团队最先在中国汉族人群开展PCOS全基因组的关联性研究，先后发现11个PCOS的易感位点，其与表型的相关性研究进一步加深了人们对该疾病的病理生理机制的理解[6, 7]。目前，基因芯片技术、蛋白质组学技术为 PCOS 提供了科学、有效的研究方法，加快了我们对这一疾病的研究进程。脂质代谢及肠道菌群的研究从代谢、炎症角度进一步解开了这一复杂疾病的谜团，为 PCOS 的生活方式干预及临床用药提供了新的思路。

长期不孕及其他相关健康问题严重影响 PCOS 患者的生活质量及心理健康，使其出现自卑、焦虑、抑郁等心理问题，而这些负面情绪可进一步导致患者甜食摄入增多、睡眠障碍及社交恐惧等，进而加重肥胖、多毛症及痤疮的严重程度，恶化内分泌失衡状态，如此形成恶性循环。

二、PCOS 的诊断

（一）PCOS 诊断的变迁

自 1935 年 Stein 和 Leventhal 描述 PCOS 以来，该疾病临床症状的异质性，给其诊断带来很大困难。随着多学科技术的发展及人们对这一复杂疾病认识的深入，其诊断标准经历了多次迭代。目前为止，国际上先后提出的 3 个 PCOS 的诊断共识：分别是 1990 年美国国立卫生研究院（National Institutes of Health，NIH）提出的 NIH 标准，2003 年欧洲生殖和胚胎医学会（European Society of Human Reproduction and Embryology，ESHRE）和美国生殖医学会（American Society for Reproductive Medicine，ASRM）提出的鹿特丹标准[8]，以及 2006 年美国雄激素学会（Androgen Excess Society，AES）提出的 AES 标准[9, 10]。每种标准既存在共性，又有细微的差异。可以看到，由于世界各地研究者采用的诊断标准不同，各地人群的 PCOS 发病率也存在较大的差异。让我们一起来看看 PCOS 诊断变迁的过程。

1990 年在马里兰州贝塞斯达，NIH 举行了关于 PCOS 的第一次国际会议，制定了第一套 PCOS 诊断标准。这次会议共识的产生主要基于专家意见，而不是分析研究的结果。这个诊断标准相对严格，患者必须满足 2 条临床或生化体征（①慢性无排卵；②高雄激素血症），并且必须排除其他诊断，才可达到 PCOS 诊断。但在临床实践中医生常常存在这样的困惑：一些患者虽然存在月经稀发或排卵障碍，但并没有多毛症等雄激素表现或者高雄激素血症，不能诊断为 PCOS。高雄激素血症的诊断也存在困扰，因为总睾酮的水平不能代表体内雄激素的生物活性。

在随后的几年里，ESHRE 和 ASRM 共识研讨会小组分析了 NIH 临床应用存在的问题，并结合大量 Meta 分析资料进行研究，于 2003 年在荷兰鹿特丹对 NIH 标准进行了修订，称之鹿特丹标准。这个标准包括 3 个诊断条件：①少排卵或无排卵；②高雄激素血症的临床或生化体征；③影像学上出现多囊卵巢（PCO）。这 3 个标准中满足任何两个即可诊断 PCOS，同时强调必须排除其他疾病，包括非典型先天性肾上腺皮质增生症、库欣综合征、雄激素分泌肿瘤、甲状腺功能障碍和高催乳素血症。与 NIH 标准相比，鹿特丹标准中增加了"卵巢多囊样改变"这一条件，因此两种新的表型纳入了诊断：①具备排卵功能障碍和多囊卵巢，但没有高雄激素血症的表现；②具备高雄激素血症和多囊卵巢，但排卵功能正常。鹿特丹共识扩大了纳入标准，使那些有潜在健康风险的 PCOS 患者得到了早期筛查和干预治疗，在临床实践中很大程度上取代了 NIH 标准。

鹿特丹标准在临床应用后，有学者认为这一标准过于宽泛，将一些无排卵功能障碍或内分泌异常的患者纳入 PCOS 群体，可能造成过度诊断和治疗。2009 年美国雄激素过量和多囊卵巢综合征协会（Androgen Excess and PCOS Society，AE-PCOS）的专家基于对现有文献的全面回顾，重新评估了 PCOS 的关键特征，对 PCOS 的诊断标准做了新的修改：①多毛症和高雄激素血症；②卵巢功能障碍，包括稀发排卵和（或）出现卵巢多囊性改变；③排除其他雄激素过多或相关疾病。AE-PCOS 标准强调，临床或生化高雄激素血症是诊断 PCOS 必要条件，同时把排除标准也纳入诊断标准之一。可以看到，鹿特丹标准中满足排卵功能障碍和 PCO 的亚型并未达到 AES 标准，而这一亚型的激素特点和代谢风险与正常对照组相当。

对于青春期女性这一特殊人群，2011 年及 2018 年 ESHRE/ASRM 共识均提到，青春期 PCOS 的诊断应同时符合鹿特丹标准的 3 项指标，同时考虑到青春期 PCOS 的表现与青春期的某些生理表现类似或重叠，强烈建议在对月经不规律的青少年诊断 PCOS 时需慎重。

（二）PCOS 的中国诊断标准

20 世纪 80 年代，我国学者开始对 PCOS 进行相关研究。在鹿特丹标准提出后，中华医学会妇产科学分会内分泌学组在 2006 年 11 月召开了妇科内分泌学专家扩大会议。鉴于当时国内尚缺乏大型人群普查结果，提出暂推荐采用 2003 年鹿特丹标准。但专家们也认为国际上制定的 3 个标准均是针对欧美人群，而大量的证据也表明，不同人种的临床特征之间存在明显的种族差异。因此，制定适合中国人群的 PCOS 诊断标准具有重要的现实意义。其后，中国学者通过对国内 PCOS 人群进行流行病学调查，结合中国女性的特点和循证医学研究，于 2011 年制定了 PCOS 诊治的中国诊断标准[11]。

该标准提出了"疑似诊断"的概念。疑似 PCOS：月经稀发、闭经或不规则子宫出血，是诊断的必要条件；另外再符合以下两项中的 1 项：①高雄激素临床表现或高雄激素血症；②超声表现为 PCO。确诊 PCOS：具备上述疑似 PCOS 的诊断条件后，还必须逐一排除其他可能引起高雄激素的疾病和排卵异常的疾病后才能确定诊断，包括库欣综合征、非典型先天性肾上腺皮质增生症、卵巢或肾上腺分泌雄激素的肿瘤、功能性下丘脑性闭经、甲状腺疾病、高催乳素血症和早发性卵巢功能不全等。在中国 PCOS 诊断标准中，月经稀发、闭经或不规则子宫出血的判断标准为：初潮 2～3 年内不能建立规律月经、闭经、月经稀发，即月经周期≥35 天及每年≥3 个月不排卵。值得注意的是，月经规律并不能代表患者有排卵，可通过检测基础体温、超声监测排卵和后半周期孕酮测定等方法判断是否有排卵。

（三）《2023 多囊卵巢综合征评估和管理国际循证指南》

新版指南重新修订了鹿特丹标准，成人 PCOS 符合下述 3 条临床特征的其中 2 条且排除其他病因即可诊断：①高雄激素的临床表现或高雄激素血症；②排卵功能障碍；③超声显示卵巢多囊样改变（polycystic ovarian morphology，PCOM）或血清检测 AMH 水平升高（图 1-1）。如存在月经周期不规律和高雄激素血症，则无须进一步超声或 AMH 水平检测。与此相关的具体建议还包括在月经初潮 8 年内的女性不建议使用超声评估 PCOM 和检测 AMH 水平。

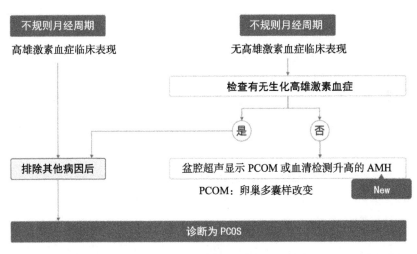

图 1-1 《2023 年多囊卵巢综合征评估和管理国际循证指南》中的 PCOS 诊断流程

无论哪一种 PCOS 诊断标准，都需要对患者进行详细的病史询问、体格检查和辅助检查，以明确 PCOS 的诊断和鉴别诊断；同时也应该评估 PCOS 合并症的风险和严重程度，进一步指导治疗。在进行 PCOS 的诊断时，要注意患者是否为肥胖及向心性肥胖，判断患者有无糖耐量减低、糖脂代谢紊乱等问题。对 PCOS 不同亚型代谢状况进行比较后发现，经典型 PCOS（月经异常和高雄激素，有或无 PCO）患者的代谢障碍表现较重，无高雄激素 PCOS 的代谢障碍则表现较轻[12, 13]。

三、PCOS 的代谢问题

如果一个临床医生对 PCOS 患者的管理仅局限于月经紊乱、不孕症和多毛症，那么这样管理是不全面的。研究显示，PCOS 不仅影响妇女的生殖健康，而且与 2 型糖尿病（type 2 diabetes，T2D）、非酒精性脂肪性肝病（non-alcoholic fatty liver disease，NAFLD）、代谢综合征、阻塞性睡眠呼吸暂停（obstructive sleep apnea，OSA）、抑郁、焦虑等疾病密切相关。一项针对 PCOS 女性的长期随访研究显示，9% 最初血糖正常的 PCOS 女性会发展为糖耐量减低（impaired glucose tolerance，IGT），另外 8% 会发展为 T2D，患有 IGT 的 PCOS 女性在随访期间有 54% 会发展为 T2D。与正常人群相比，PCOS 患者的妊娠糖尿病（gestational diabetes mellitus，GDM）发生风险大约要高 40%[14]。一些研究发现 PCOS 患者的妊娠高血压综合征（pregnancy induced hypertension，PIH）发生率升高，PCOS 患者的 PIH 发生率为对照组的 2 ～ 4 倍[15-17]。孕前代谢异常的早期评估及干预治疗，是预防 PCOS 患者妊娠期并发症的有效措施。

越来越多的研究表明，IR 及高胰岛素血症是 PCOS 女性生殖障碍及代谢紊乱的主要原因，其降低了周围组织对葡萄糖的利用，使血液中葡萄糖的水平升高，过剩的葡萄糖经肾脏随尿液排出体外，糖尿病就是这样发生的。由于 IR，胰岛 β 细胞不得不分泌更多的胰岛素进行工作，代偿性出现高胰岛素血症，血液中的高胰岛素反过来进一步加重 IR，这样的恶性循环最终使胰岛 β 细胞衰竭，再也分泌不出更多的胰岛素，因此血糖居高不下。当 PCOS 患者合并肥胖时，IR 发生风险更高。

IR 不仅导致 GDM，也是引起 PIH 的主要原因。血管动脉平滑肌细胞和血管内皮细胞均是胰岛素敏感性细胞，高胰岛素血症会引起血管内皮细胞损伤，使扩血管物质（如一氧化氮）生成减少，外周血管阻力增加，最终导致血压升高。另外，高胰岛素血症还可导致血管平滑肌细胞增生异常、血管内皮功能障碍、血管管腔狭窄、血管阻力增加。

HA 被认为是 PCOS 的重要特征。越来越多的证据表明，HA 不仅是排卵功能障碍和多毛症、痤疮发生的主要机制，而且可以通过作用于不同的代谢组织和器官，如脂肪、肌肉、肝脏、胰腺及大脑，引起代谢功能障碍。雄激素升高导致内脏脂肪积累，并通过抑制脂肪溶解和降低脂连蛋白水平来降低胰岛素的敏感性[18, 19]。一项病例对照研究表明，排除体重指数（body mass index，BMI）和 IR 混杂因素的影响，合并 HA 的 PCOS 患者更容易发生 NAFLD[20]。

血脂异常是 PCOS 患者中最常见的代谢异常，其特征表现为：甘油三酯（triglyceride，TG）、胆固醇（cholesterol，CHO）及低密度脂蛋白（low density lipoprotein，LDL）水平升高，而高密度脂蛋白（high density lipoprotein，HDL）水平降低。血管粥样硬化是心血管疾病发生和发展的重要病理生理基础，高 LDL 和 CHO 是形成动脉粥样硬化的危险因素。因此，合并脂代谢紊乱的 PCOS 患者是发生心血管疾病的高危人群。高雄激素血症和 IR 增加了肝脏脂肪酶的活性及游离脂肪酸（free fatty acid，FFA）的生物合成，从而降低血液中的 HDL 水平、升高 LDL 及 TG 水平。肥胖，尤其是腹型肥胖，会进一步加重 IR、HA 和血脂紊乱，并增加 PCOS 妇女罹患代谢综合征、IGT、T2D、心脑血管疾病、NAFLD 和心理疾病的风险[21]。因此，对潜在脂代谢紊乱的月经异常及不孕症患者，临床医生需排除 PCOS 的可能，而对已经确诊的 PCOS 患者，更要预防脂代谢紊乱的发生并积极治疗存在的脂代谢紊乱问题，这对预防 PCOS 远期并发症有重要意义。

一项针对中国妇产科医生在 PCOS 患者肥胖管理方面的实践和模式的大规模调查显示，有较高比例的医生虽然意识到调整生活方式对肥胖相关症状的益处，并建议肥胖患者咨询临床营养师进行减重，但没有考虑 PCOS 患者的腹型肥胖和心理问题，也没有按照当前国内和国际指南的建议对肥胖的 PCOS 患者进行常规的口服葡萄糖耐量试验（oral glucose tolerance test，OGTT）和血脂异常评估，因此亟须对妇产科医生进行相关知识的规范化培训。

总之，对 PCOS 妇女的健康管理需要超越月经不规则、多毛症和生育能力的范畴。除了糖脂代谢风险外，与 PCOS 相关的其他合并症也会导致患者的总体健康负担，如 PCOS 女性患抑郁及 OSA 的风险也会增加。因此，建议在患者就诊时也应进行抑郁和焦虑的筛查及睡眠状况的评估。

多囊卵巢综合征的代谢紊乱与健康管理——基层医生能力提升手册

参考文献

[1] DUMESIC D A, PADMANABHAN V, CHAZENBALK G D, et al. Polycystic ovary syndrome as a plausible evolutionary outcome of metabolic adaptation[J]. Reprod Biol Endocrinol, 2022, 20（1）：12.

[2] AZZIZ R. Polycystic ovary syndrome：what's in a name?[J]. J Clin Endocrinol Metab, 2014, 99（4）：1142-1145.

[3] FRANKS S, MCCARTHY M I, HARDY K. Development of polycystic ovary syndrome：involvement of genetic and environmental factors[J]. Int J Androl, 2006, 29（1）：278-285.

[4] BERTOLDO M J, CALDWELL A S L, RIEPSAMEN A H, et al. A hyperandrogenic environment causes intrinsic defects that are detrimental to follicular dynamics in a pcos mouse model[J]. Endocrinology, 2019, 160（3）：699-715.

[5] RODRIGUES J K, NAVARRO P A, ZELINSKI M B, et al. Direct actions of androgens on the survival, growth and secretion of steroids and anti-Müllerian hormone by individual macaque follicles during three-dimensional culture[J]. Hum Reprod, 2015, 30（3）：664-674.

[6] CHEN Z J, ZHAO H, HE L, et al. Genome-wide association study identifies susceptibility loci for polycystic ovary syndrome on chromosome 2p16. 3, 2p21 and 9q33. 3[J]. Nat Genet, 2011, 43（1）：55-59.

[7] SHI Y, ZHAO H, SHI Y, et al. Genome -wide association study identifies eight new risk loci for polycystic ovary syndrome[J]. Nat Genet, 2012, 44（9）：1020-1025.

[8] CONWAY G, DEWAILLY D, DIAMANTI-KANDARAKIS E, et al. ESE PCOS Special Interest Group. European survey of diagnosis and management of the polycystic ovary syndrome：results of the ESE PCOS Special Interest Group's Questionnaire[J]. Eur J Endocrinol, 2014, 171（4）：489-498.

[9] AZZIZ R, CARMINA E, DEWAILLY D, et al. Task force on the phenotype of the polycystic ovary syndrome of the androgen excess and pcos society. the androgen excess and PCOS society criteria for the polycystic ovary syndrome：the complete task force report[J]. Fertil Steril, 2009, 91（2）：456-488.

[10] AZZIZ R, CARMINA E, DEWAILLY D, et al. Positions statement：criteria for defining polycystic ovary syndrome as a predominantly hyperandrogenic syndrome：an Androgen Excess Society guideline[J]. J Clin Endocrinol Metab, 2006, 91（11）：4237-4245.

10

[11] 中华医学会妇产科学分会内分泌学组及指南专家组 . 多囊卵巢综合征中国诊疗指南 [J]. 中华妇产科杂志，2018，53（1）：2-6.

[12] MOGHETTI P，TOSI F，BONIN C，et al. Divergences in insulin resistance between the different phenotypes of the polycystic ovary syndrome[J]. J Clin Endocrinol Metab，2013，98（4）：628-637.

[13] CARMINA E，CHU M C，LONGO R A，et al. Phenotypic variation in hyperandrogenic women influences the findings of abnormal metabolic and cardiovascular risk parameters[J]. J Clin Endocrinol Metab，2005，90（5）：2545-2549.

[14] BROSENS I，BENAGIANO G. Menstrual preconditioning for the prevention of major obstetrical syndromes in polycystic ovary syndrome[J]. Am J Obstet Gynecol，2015，213（4）：488-493.

[15] HODGMAN C，KHAN G H，ATIOMO W. Coenzyme a restriction as a factor underlying pre-eclampsia with polycystic ovary syndrome as a risk factor[J]. Int J Mol Sci，2022，23（5）：2785.

[16] PALOMBA S，DE WILDE M A，FALBO A，et al. Pregnancy complications in women with polycystic ovary syndrome[J]. Hum Reprod Update，2015，21（5）：575-592.

[17] QIN J Z，PANG L H，LI M J，et al. Obstetric complications in women with polycystic ovary syndrome：a systematic review and meta-analysis[J]. Reprod Biol Endocrinol，2013，11：56.

[18] DICKER A，RYDÉN M，NÄSLUND E，et al. Effect of testosterone on lipolysis in human pre-adipocytes from different fat depots[J]. Diabetologia，2004，47（3）：420-428.

[19] ÖZGEN İ T，ORUÇLU Ş，SELEK S，et al. Omentin-1 level in adolescents with polycystic ovarian syndrome[J]. Pediatr Int，2019，61（2）：147-151.

[20] JONES H，SPRUNG V S，PUGH C J，et al. Polycystic ovary syndrome with hyperandrogenism is characterized by an increased risk of hepatic steatosis compared to nonhyperandrogenic PCOS phenotypes and healthy controls，independent of obesity and insulin resistance[J]. J Clin Endocrinol Metab，2012，97（10）：3709-3716.

[21] 陈丽，郝丽娟 . 脂代谢异常与 PCOS[J]. 生殖医学杂志，2019，28（7）：836-839.

（哈灵侠）

第二节　多囊卵巢综合征会"代代相传"吗

PCOS 作为一种高度异质性疾病，病因和发病机制至今未明，PCOS 是否"代代相传"自始至终都是人们关注的焦点。

PCOS 的发病常具有家族聚集性，在一级亲属中发病率更高，被认为与常染色体有关。多项家族性和双胞胎研究证实了遗传因素在 PCOS 的发病中有着举足轻重的作用，其遗传率高达 70%。PCOS 患者的母亲或姐妹等一级亲属罹患 PCOS 的风险也相应增加，其发病率分别为 24% 和 32%，明显高于普通人群（5.61%），PCOS 患者的女儿罹患该病概率升高 5 倍。因此，PCOS 确实存在遗传倾向，但并不是说母亲罹患 PCOS，孩子就一定患 PCOS，子代是否发生 PCOS 也受外界环境因素的影响。这些因素包括高糖高脂饮食、肥胖、胰岛素抵抗、环境污染物的接触、作息紊乱、心理压力大等。因此，PCOS 的发生是遗传和环境因素交互作用的结果。人类及动物的研究均证实胎儿期宫内高雄激素是导致子代罹患 PCOS 的重要原因。基于 PCOS 的特征性表现，促性腺激素的分泌、类固醇激素的合成、胰岛素信号的传导、脂肪代谢及慢性炎症的相关基因是 PCOS 的易感基因。

PCOS 在青少年期女性中发病，多数与遗传相关，另外在胎儿期就接触高水平雄激素也是发病原因之一；男孩不会患 PCOS，但也许会受到 PCOS 相关的其他异常影响，如出现肥胖、代谢综合征等。另外，许多与 PCOS 相关的基因通过减数分裂传递给儿子，从而继续遗传下去。目前的研究结果表明：PCOS 更趋向于一种多基因遗传疾病，由于没有统一的诊断标准，且受种族、环境等多因素影响，研究结果缺乏一致性。近年来，GWAS 作为一种识别特定疾病或生理表型遗传相关性的强大技术，一定程度上弥补了既往单基因研究的缺陷，但其结果仍难以揭示 PCOS 的发病机制。

子宫是胎儿最早接触的环境，宫内环境可以影响胎儿基因的表达。孕妇如果感到压力或者有情绪方面的问题，肾上腺就会分泌雄激素。另外，还有其他不良宫内环境因素也会对胎儿造成影响，例如：孕期注射胰岛素形成高胰岛素血症，叶酸和甜菜碱等提供甲基的营养素摄入不足或过量，接触到双酚 A 等环境激素等，都会影响胎儿基因的表达。

通过前面的内容，相信您已经对 PCOS 遗传相关的问题有了简单的了解，如果您还想深入学习更科学、更专业的知识，那就跟着我们一起进入 PCOS 相关的基因世界吧！

一、PCOS 相关基因研究

有文献报道了中国汉族人群中的 11 个 PCOS 候选位点，其中包括与 PCOS 患者雄激素水平、代谢综合征、胰岛素功能或胰岛素抵抗相关的基因，同时也包括与 PCOS 患者卵巢颗粒细胞增殖、芳香化酶合成相关的基因，都被证实与 PCOS 发生具有一定的相关性。本节对已报道的基因位点进行分类。

（一）促性腺激素分泌相关基因

1. 卵泡刺激素（FSH）基因及其受体（FSHR）基因

卵泡刺激素（follicle stimulating hormone，FSH）可以调节卵母细胞成熟、排卵，保证排卵前后类固醇激素的合成，在女性生殖系统中起重要作用。大多数研究证实，卵泡刺激素受体（follicle stimulating hormone receptor，FSHR）基因的多态性改变了机体对外源性 FSH 的反应并增加了 PCOS 的患病风险。宁夏医科大学总医院生殖医学中心检测出 1 例因父母近亲结婚，携带 FSHR 剪切变异 c.299 ＋ 2T ＞ G 纯合突变的女性，其患有卵巢功能抵抗综合征，可与 PCOS 进行明确的鉴别诊断。

2. 黄体生成素（LH）基因及其受体（LHR）基因

高 LH 水平是 PCOS 的典型生化特征，可抑制卵泡成熟，并且在促使卵泡膜细胞产生雄激素的过程中起作用。LH 水平高和黄体功能紊乱是 PCOS 的常见病因。

（二）类固醇激素合成相关基因

1. 胆固醇侧链裂解酶（*CYP11A1*）基因

CYP11A1 突变会导致卵巢和肾上腺雄激素分泌增加。该基因可显著增加 PCOS 合并不孕症的概率。但还需要纳入种族、地域及环境因素差异一同研究，从而得到更加可靠、全面的数据。

2. 雄激素受体（*AR*）基因

雄激素通过与雄激素受体（androgen receptor，AR）结合在调节女性生育能力和卵巢功能方面发挥功效。目前来自人类和动物研究的大量证据表明，过量的雄激素在 PCOS 的发病中起关键作用。

3. 雌激素受体（*ESR*）基因

ESR1 和 *ESR2* 基因中的单核苷酸变异是 PCOS 代谢紊乱和女性不孕症等复杂疾病的易感标志物，因此 *ESR1* 和 *ESR2* 被推测为 PCOS 的易感基因。研究发现 *ESR1* rs9340799 与代谢综合征相关性较高，*ESR1* rs3798577 则与高血糖相关性更高。

4. 性激素结合球蛋白（*SHBG*）基因

性激素结合球蛋白（sex hormone binding globulin，SHBG）是一种在肝脏中合成的糖蛋白，是一种性激素运输载体，通过与性激素结合调节雄激素的生物利用度。

5. 抗米勒管激素（*AMH*）基因

卵泡数量与血清 AMH 水平呈正相关，表现为 PCOS 女性的 AMH 水平升高。此外，研究表明，PCOS 女性的每个卵泡的 AMH 产量高于排卵正常的女性，这意味着 PCOS 中 AMH 的调节发生了改变。对 655 名北欧 PCOS 女性进行的研究发现，*AMH* 多态性 rs10406324 与其血清 AMH 水平显著相关。与非携带者相比，次要等位基因 G 携带者的对数转换血清 AMH 水平显著降低 [1]。

（三）胰岛素抵抗相关基因

1. 胰岛素受体（*INSR*）基因

胰岛素受体（insulin receptor，INSR）基因被认为是 PCOS 的一个强有力

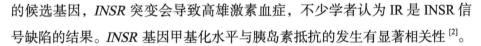

的候选基因，*INSR* 突变会导致高雄激素血症，不少学者认为 IR 是 INSR 信号缺陷的结果。*INSR* 基因甲基化水平与胰岛素抵抗的发生有显著相关性[2]。

2. 胰岛素受体底物（*IRS*）基因

胰岛素受体底物（insulin receptor substrate，IRS）与胰岛素结合后被激活，同时酪氨酸激酶活化磷酸化细胞内的 IRS（包含 IRS-1、IRS-2），随后两底物结合并激活下游效应因子，进而参与胰岛素多种生物调节。

（四）脂肪组织相关基因

1. 体脂含量和肥胖相关（*FTO*）基因

FTO 基因位于染色体 16q12.2 上，在人体组织中广泛表达。50% ～ 70% 的 PCOS 女性表现为超重或肥胖，且肥胖会加剧 PCOS 表型，因此 *FTO* 基因被广泛研究。

研究表明 *FTO* 基因 rs9939609 变异与斯里兰卡裔女性 PCOS 的高雄激素血症和代谢表现相关，表型特征良好。*FTO* 基因的 rs1421085、rs17817449 和 rs8050136 变异与韩国年轻女性 PCOS 易感性和高雄激素血症相关，这些关联可能通过对 BMI 的影响介导。这项研究首次证明 rs9939973 和 rs8044769 与 PCOS 风险改变的相关性，证实 BMI 依赖于 *FTO* 变异与 PCOS 的相关性。

2. 脂连蛋白（*ADIPOQ*）基因

ADIPOQ 位于染色体 3q27 处，由 3 个外显子和 2 个内含子组成。ADIPOQ 蛋白由分化的脂肪细胞分泌，与一系列代谢紊乱性疾病有关，推测其可能参与 PCOS 的发病机制。实验证实，*ADIPOQ* 多态性在某些种族中可作为 PCOS 的遗传生物标志物，但由于研究数量有限，此关联有待进一步证实[3]。

（五）编码慢性炎症因子相关基因

根据已知资料，PCOS 患者炎症标志物或其基因标志物较高[4]。与年龄和 BMI 匹配的对照组相比，PCOS 女性的 C 反应蛋白（C-reactive protein，CRP）、白细胞介素 -18（interleukin-18，IL-18）、肿瘤坏死因子 - α（tumor necrosis factor- α，TNF- α）、白细胞介素 -6（IL-6）、白细胞计数（white blood cell count,

WBC）、单核细胞趋化蛋白 -1（monocyte chemotactic protein-1，MCP-1）和巨噬细胞炎症蛋白 -1α（macrophage inflammatory protein-1α，MIP-1α）水平升高之间存在相关性，编码此类炎症因子的基因发生突变后可导致表达水平的差异。

二、PCOS 表观遗传学相关研究进展

表观遗传学是将环境因素和遗传因素联系起来的一门学科。PCOS 是一种复杂的多基因功能障碍，遗传和表观遗传调控在 PCOS 表型形成中发挥重要的作用。遗传因素被认为是 PCOS 发病的主要原因，环境改变可能是 PCOS 的诱因之一。但是，GWAS 所确定的基因位点所占的遗传力比例不足10%，这提示 PCOS 的发病机制中还存在着被人们忽视的影响因素，其中表观遗传调控机制可能在 PCOS 的发生和发展过程中发挥重要作用。2021 年2 月，法国里尔大学医学院的 MIMOUNI 团队在 *Cell Metabolism* 发表的一项创新性研究，证明 PCOS 神经内分泌和代谢功能障碍在 PAMH 小鼠（具有包括 PCOS 高雄激素、高 AMH、排卵障碍、不孕、代谢异常等生理特征的模型小鼠）中影响至少三代。该项研究阐明了 PCOS 可能的表观遗传学机制：环境因素（宫内高雄激素、高 AMH）通过诱导表观遗传变化（如 DNA 甲基化）发挥作用，这些修饰会导致 PCOS 子代疾病易感性增加，造成子代神经内分泌及代谢障碍。同时，研究人员发现 DNA 甲基化程度升高可以减轻PAMH 小鼠的神经内分泌和代谢障碍。表明用甲基化药物治疗 PAMH F3 雌性后代可以挽救 PCOS 的神经内分泌和代谢改变，从而提出了 PCOS 表观遗传治疗的新方向。

为了探究 PCOS 表型跨代遗传的具体表型变化形式，利用实验诱导的动物模型进行研究便成了较好的选择。结合动物模型明确 PCOS 表型跨代遗传特征的研究发现，内分泌干扰物在生命早期的干预能对受暴露个体的子代表型产生影响。由于对患有 PCOS 女性的子二代是否相应地出现 PCOS 相关表型的研究时间跨度较大，现在并没有与之相关的临床研究。目前研究常

用的动物模型包括产前雄激素暴露（PNA）模型[5]、产前抗米勒管激素暴露（PAMH）模型和青春期大鼠模型 3 种。

近年来，关于 PCOS 表型跨代遗传中表观遗传潜在机制的研究结论有以下几个方面。动物实验研究表明，产前暴露会导致子宫内环境的改变，从而引起后代停留在减数第二次分裂中期的卵母细胞出现基因表达的差异，如在 PCOS 女性患者血清中表达水平升高的 *TIAL1* 基因。这些差异表达的基因不仅能影响早期胚胎的发育，还能影响原始生殖细胞的重编程过程，造成跨代遗传的现象。由此可知，表观遗传机制在 PCOS 表型跨代遗传中具有不可忽视的作用。

（一）DNA 甲基化水平的改变

DNA 甲基化是一种被广泛研究的表观遗传修饰。在疾病条件下，DNA 甲基化水平发生变化。一项 Meta 分析证实，与对照组相比，PCOS 患者不同组织和外周血中的整体 DNA 甲基化水平显著降低。一项大规模的单基因甲基化评估显示，与多种功能相关的基因在 PCOS 患者中甲基化水平显著异常。PCOS 妇女卵巢组织中 *AMHR* 基因表达的增加和子宫内膜中 *IR* 基因表达的减少，与这些基因甲基化水平的变化相关。

（二）组蛋白修饰水平的改变

组蛋白修饰影响染色体结构和功能，尤其是在转录和染色质重塑过程中。组蛋白乙酰转移酶（histone acetyltransferase，HAT）通过乙酰化组蛋白增加 DNA（染色质）的表达。过多的活性氧（reactive oxygen species，ROS）产生与组蛋白乙酰化增加之间存在显著相关性，卵母细胞中基因的表观遗传修饰可能影响 PCOS 患者的卵母细胞成熟质量和排卵率，其可能机制是表观遗传修饰提高了胞质内 ROS 水平。

（三）非编码 RNA

大量研究表明非编码 RNA（non-coding RNA，ncRNA）参与了 PCOS 的发生和发展。与正常人群相比，PCOS 患者 ncRNA 在血清、颗粒细胞、滤泡液等组织中的表达均存在显著差异，ncRNA 有可能成为诊断性生物标志物和治疗靶点。miRNA、lncRNA、siRNA 是 3 种常见的 ncRNA。miRNA 已被证明是 PCOS 诊断的有效生物标志物；lncRNA 在细胞增殖、分化、凋亡和肿瘤发生中发挥重要作用；研究证实 siRNA 介导的基因沉默可导致卵泡生长减速，进而造成不孕症。

三、研究 PCOS 相关基因和表观遗传学对于治疗有什么意义？

将药物基因组学和药物遗传学等多学科融合，通过研究遗传特征对药物反应的影响，以确保最大限度地提高药物治疗的疗效。药物基因组学研究基因型和表型的关系，而药物遗传学研究的是个体基因与药物。例如，某些卵泡的 *FSH* 和 *LH* 基因多态性导致卵巢受体需要更高剂量的促性腺激素刺激，而遗传学检测可以识别这种情况，从而为 PCOS 患者提供个体化的治疗方法。

成年女性是否可以通过膳食补充甲基供体，改善 PCOS 女性表观遗传学相关的临床特征仍不清楚。虽然在超重和 PCOS 患者中，低剂量补充作为甲基供体的叶酸（每天口服 400 μg）并不能改善下丘脑 – 垂体 – 卵巢轴（hypothalamic-pituitary-ovarian axis，HPO）功能障碍，但对肥胖和患有 PCOS 的女性，高剂量补充叶酸（每天口服 5 mg）或甲基四氢叶酸可改善炎症、氧化应激状态及代谢功能障碍。

四、PCOS 患者基因多态性与辅助生殖技术结局的相关性

随着辅助生殖技术（assisted reproductive technology，ART）的发展，一些 PCOS 合并不孕症的患者在接受 ART 后获得临床妊娠，但不同的患者对于药物的反应及患卵巢过度刺激综合征（ovarian hyperstimulation syndrome，OHSS）的风险显著不同，那么基因 SNP 是否发挥了重要作用，成为生殖医学专家们关注的焦点。

在 ART 助孕过程中，*GnRHRCC* ＋ *CT* 基因型患者临床妊娠率显著高于 *TT* 基因型携带患者。*FSHR* 和 *ESR2* 多态性对体外受精结果有影响，*p53* 多

态性可能会影响卵巢反应；*FSHR* Asn680Ser 和 *AMH* Ile49Ser 多态性组合似乎会影响成熟卵母细胞数量。*FSHR* Ser680AsnSS 基因型患者的卵巢反应性较差，*ESR2*（*AA*）基因型和 *FSHR*（Ala307Ala）基因型的频率与卵巢低反应显著相关（*P* < 0.001）[6]。在一项回顾性研究中，研究者们追踪了 13 种遗传聚态对二代试管婴儿技术——胞质内单精子显微注射技术的结果，发现了 *FSHR* Asn680Ser SS 和 *ESR2* + 1730G 的 *GG* 基因型显著增加了周期中成熟卵母细胞数量。与 *ESR2* + 1730G.A *AA* 基因型携带女性相比，*GG* 和 *GA* 基因型的女性需要更高剂量的 FSH 才能获得相同数量的卵母细胞。当同时携带 *AMH* Ile49Ser 与 *FSHR* Asn680Ser 多态性基因型时，女性通常对卵巢刺激反应良好且能够获得更多的成熟卵泡。根据文献，生殖相关激素及其受体的多态性与促排卵治疗的反应性、剂量的选择及 OHSS 的风险相关，在将来的研究中如鉴定出有效的预后标志物，可作为个体化用药及促排卵用药的选择依据。

因此，筛选出 PCOS 发病相关基因，并同时纳入种族、地域及环境相关因素进行分类研究，跳出单一研究模式，或许可以为揭示 PCOS 的病因和发病机制提供新思路，为日后治疗不同人群的 PCOS 患者提供新方向。

参考文献

[1] MOOLHUIJSEN L M E，LOUWERS Y V，MCLUSKEY A，et al. Association between an AMH promoter polymorphism and serum AMH levels in PCOS patients[J]. Hum Reprod，2022，37（7）：1544-1556.

[2] ZHONG X，JIN F，HUANG C，et al. DNA methylation of AMHRII and INSR gene is associated with the pathogenesis of Polycystic Ovary Syndrome（PCOS）[J]. Technol Health Care，2021，29（S1）：11-25.

[3] AL-AWADI A M，BABI A，FINAN R R，et al. ADIPOQ gene polymorphisms and haplotypes linked to altered susceptibility to PCOS：a case-control study[J]. Reprod Biomed Online，2022，45（5）：995-1005.

[4] REDDY P，LENT-SCHOCHET D，RAMAKRISHNAN N，et al. Metabolic syndrome is

an inflammatory disorder: a conspiracy between adipose tissue and phagocytes[J]. Clin Chim Acta, 2019, 496: 35-44.

[5]　RISAL S, PEI Y, LU H, et al. Prenatal androgen exposure and transgenerational susceptibility to polycystic ovary syndrome[J]. Nat Med, 2019, 25（12）: 1894-1904.

[6]　MOTAWI T M K, RIZK S M, MAURICE N W, et al. The role of gene polymorphisms and AMH level in prediction of poor ovarian response in Egyptian women undergoing IVF procedure[J]. J Assist Reprod Genet, 2017, 34（12）: 1659-1666.

（刘春莲　何蕊　黄蕾）

第二章

多囊卵巢综合征与生育相关问题

第一节　再美好的时光也有困扰——当青春期遇上多囊卵巢综合征

编者常常在门诊上遇到这样的女孩：主诉为"月经初潮后周期紊乱"，短则半个月，长则 2～3 个月甚至半年行经一次，且月经周期长短不等；查体显示面部痤疮明显，上唇、下腹部及大腿等部位毛发浓密。那么，这类患者的月经紊乱究竟是青春期的生理现象还是青春期 PCOS 的临床表现呢？

青春期是儿童到成人的转变期，是女性生理和心理的过渡期。在这一时期，女性体内下丘脑 – 垂体 – 卵巢轴（HPO）的功能抑制状态开始解除，下丘脑分泌的促性腺激素释放激素开始呈脉冲式释放，继而引起促性腺激素和卵巢性激素水平升高，卵巢增大，卵泡开始发育，第一性征和第二性征出现 [1]。卵巢产生的雌激素升高使子宫内膜增生、变厚，雌激素达到一定水平且有明显波动时，引起子宫内膜脱落，即出现月经。

一、正常情况下青春期女性会有哪些改变？

（1）月经紊乱：约 85% 的青春期女性在初潮后第一年因 HPO 发育不成熟，月经呈无排卵性，月经周期及月经期均无规律性。但绝大多数女性在初潮后 2 年内恢复规律排卵，月经随之规律。

（2）高雄激素的表现：青春期女性体内雄激素活性增强，部分女性会出现脂溢性皮炎、痤疮、多毛症甚至脱发等，这些属于青春期一过性的生理现象。

（3）卵巢多囊样改变：正常青春期女性的卵巢呈多囊样改变，但卵巢基质回声正常，卵巢体积较小，随着规律排卵的出现，小卵泡会逐渐减少。

二、青春期女性出现哪些情况应该警惕青春期 PCOS？

青春期 PCOS 的一些特征与青春期生理现象有某些相似之处。为避免过度诊断及漏诊，如出现下列情况，应积极到医院就诊，进行相关检查鉴别。

（1）月经紊乱持续超过 2 年。

（2）高雄激素的表现持续存在、症状较重或出现较晚。

（3）超声提示卵巢基质回声增强，体积增大（＞ 10 cm²），双侧卵巢呈多囊样改变。

（4）PCOS 的其他高危因素 [2] 包括以下几点。①家族史：PCOS、男性脂溢性脱发、糖尿病、高血压、肥胖；②青春期前肥胖；③胎儿宫内生长受限、出生后生长过快或出生体重过大；④肾上腺皮质机能早现或阴毛早现；⑤月经初潮提前；⑥超重或肥胖，尤其是腹型肥胖；⑦持续无排卵；⑧高雄激素血症；⑨代谢综合征；⑩不同疾病情况下的高胰岛素血症。

 三、青春期 PCOS 应如何明确诊断？

针对存在不同高危因素的患者，首先仔细询问病史，积极完善相关的检查。病史包括：月经初潮年龄、初潮后月经周期情况、体重改变、饮食生活习惯，以及糖尿病、肥胖、高血压等家族史，近亲属的相关病史。体格检查重点是第二性征发育情况、毛发分布等，辅助检查包括超声检查和内分泌激素、胰岛素及糖脂代谢相关指标的检查。

2018 年 1 月，中华医学会妇产科学分会内分泌学组组织国内相关专家，结合循证医学证据、我国人群特点及临床诊疗经验制定了《多囊卵巢综合征中国诊疗指南》，指南中提出，青春期多囊卵巢综合征的诊断标准为必须同时符合以下 3 条症状并排除其他疾病 [3, 4]：①初潮后月经稀发持续至少 2 年或闭经；②高雄激素临床表现或高雄激素血症；③超声下卵巢多囊样改变（PCOM）。PCOS 的诊断具有终身意义，因此青春期 PCOS 诊断应慎重，对于存在 PCOS 特征但不符合诊断标准的高风险青春期女性应密切随访 [5]。

四、青春期 PCOS 的代谢及心理异常

与育龄期 PCOS 一样，青春期 PCOS 除月经异常、高雄激素的表现及卵巢多囊样改变等典型的临床表现外，代谢方面的异常也不容忽视。

（一）糖代谢异常

青春期 PCOS 患者不仅表现为胰岛素抵抗（IR），部分患者还同时存在糖耐量减低（IGT），此类患者患 2 型糖尿病（T2D）的风险为正常女性的 5 ～ 10 倍[1]，30% ～ 70% 的患者存在 IR 及高胰岛素血症。由于空腹胰岛素的预测价值有限，在此类患者中推荐使用 75 g 口服葡萄糖耐量试验（OGTT），通过测定服糖后 2 小时葡萄糖和胰岛素水平评价胰岛素抵抗程度。黑棘皮症是胰岛素抵抗的标志，多见于颈后、躯体易受摩擦的皮肤皱褶处，其特点是皮肤表面有绒毛状的灰棕色色素沉着，中央增厚，边缘较薄。当患者出现黑棘皮症时更应重视胰岛素抵抗的筛查。

（二）脂代谢异常

青春期女性同样也存在脂代谢紊乱，尤其伴有肥胖的患者。研究显示[6]青春期超重 PCOS 患者的非酒精性脂肪性肝病（NAFLD）患病率为 49%，而肥胖患者中的 NAFLD 的患病率高达 83.8%。除肥胖因素外，PCOS 本身也会增加 NAFLD 发病风险。

（三）心理障碍

青春期 PCOS 女性中焦虑症和抑郁症患病率较高，肥胖、多毛症、痤疮使青春期女性产生自卑、焦虑等负面情绪。有研究发现[7]，青春期 PCOS 患者的情绪障碍发生率为 50%，显著高于健康同龄人，且应用药物治疗后患者抑郁障碍的发生率更高。因此，在常规治疗的过程中需注重患者的心理调节，使其更好地配合治疗。

五、青春期 PCOS 的处理

（一）生活方式改善

生活方式的调整是治疗 PCOS 最好和最有效的方法，也是目前认为的青春期 PCOS 的一线治疗 [8]。对于肥胖的 PCOS 患者，体重减轻 5%～10% 便可明显改善 IR、其他生化指标及高雄的临床表现，80% 的患者在体重减轻后月经周期也随之规律 [9]。因此，增加运动、合理饮食、行为干预均被证实是改善 PCOS 临床症状、预防近远期并发症的行之有效的办法。需要注意的是，由于患者正处于青春期发育阶段，体重控制不宜过快，应循序渐进，以不影响正常生长发育为原则 [10]。

（二）药物治疗

青春期 PCOS 患者应用药物治疗的目的是调整月经周期、治疗高雄激素血症、防止子宫内膜病变，治疗中需注意药物不良反应及对代谢发育的影响 [11]。

1. 孕激素治疗

2018 年发布的《多囊卵巢综合征中国诊疗指南》指出，青春期 PCOS 患者调整月经周期首选周期性使用孕激素 [4]，该治疗方案的优点在于每个周期用药时间相对较短，药物对机体代谢影响小，对下丘脑 – 垂体 – 卵巢轴无明显抑制，但该治疗方案不能有效降低血清雄激素水平，也无法改善患者多毛症、痤疮等高雄激素的临床表现。口服药物推荐地屈孕酮（10～20 mg/d）及微粒化黄体酮（100～200 mg/d），自月经周期第 15～16 天开始使用，用药时间为 10～14 天。也可选用肌内注射黄体酮（20 mg/d，3～5 天/月）。

2. 雌孕激素序贯治疗

该方案适用于雌激素水平偏低的青春期 PCOS 患者。部分青春期 PCOS 患者体内雌激素水平偏低，子宫偏小，子宫内膜薄，孕激素试验阴性，建议该类患者采用雌孕激素序贯治疗。口服雌二醇 1～2 mg/d，21～28 天/周期，每个周期的后 10 ～ 14 天加用天然孕激素或地屈孕酮，也可采用复方制剂。该治疗方案既可调整月经周期，又可改善低雌激素相关症状。

3. 短效复方口服避孕药

短效复方口服避孕药（combined oral contraceptive，COC）适用于月经异常合并多毛症、痤疮等高雄激素症状的青春期 PCOS 患者，能够有效抑制卵巢的雄激素产生，是治疗青春期 PCOS 多毛症及痤疮的一线药物。同时，COC 可以有效调整月经周期。部分患者有轻微不良反应，如由于水钠潴留引起的体重增加、乳房胀痛、情绪改变等；严重不良反应，如静脉血栓，在青少年中较少见。在服用前及用药期间应监测血糖、血脂及肝肾功能，排除用药禁忌[12]。

常用药物有达英 -35（药品名：炔雌醇环丙孕酮片；成分：炔雌醇 0.035 mg ＋醋酸环丙孕酮 2 mg；共 21 片）、优思明（药品名：屈螺酮炔雌醇片；成分：炔雌醇 0.03 mg ＋屈螺酮 3 mg；共 21 片）及优思悦（药品名：屈螺酮炔雌醇片；成分：炔雌醇 0.02 mg ＋屈螺酮 3 mg；共 28 片，其中后 4 片为安慰剂），从月经第 2 ～ 5 天开始服用，1 片 / 天，21 天或 28 天为 1 个周期。3 ～ 6 个周期后可停药观察，症状复发后再用药。

4. 其他抗雄激素药物（如氟他胺、螺内酯）和 5α- 还原酶抑制剂（非那雄胺）

高雄激素血症的治疗一般需要 3 ～ 6 个月，对于多毛症的治疗至少需要 6 个月才可能见效。抗雄激素药物可改善 PCOS 的月经紊乱及临床高雄激素症状，但对代谢紊乱没有明显疗效，是治疗高雄激素血症的一种辅助手段。此类药物适用于 COC 治疗无效、有 COC 禁忌或不能耐受 COC 的患者。也有研究建议将螺内酯与 COC 联合应用。每天剂量 50 ～ 200 mg，推荐剂量 100 mg，至少使用 6 个月后见效。大剂量使用螺内酯时，可发生乳房胀痛、月经紊乱、头痛或多尿等不良反应，也可导致高钾血症及低血压，需定期复查血钾、监测血压。对于雄激素性脱发，可考虑使用 5α- 还原酶抑制剂（非

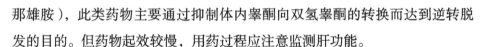

那雄胺），此类药物主要通过抑制体内睾酮向双氢睾酮的转换而达到逆转脱发的目的。但药物起效较慢，用药过程应注意监测肝功能。

除上述药物治疗外，青春期 PCOS 的多毛症和痤疮还可采用局部治疗，如脱毛、激光等，可明显改善青春期女性生活质量。

5. 二甲双胍

胰岛素增敏剂治疗合并胰岛素抵抗的 PCOS 患者，可改善其高雄激素血症、无排卵的症状，恢复其月经周期，而且可降低远期并发症的风险，这可能是合并胰岛素抵抗的 PCOS 患者理想的治疗方法。常用药物是二甲双胍。二甲双胍虽然有很多优点，如改善胰岛素抵抗、高胰岛素血症、高雄激素血症及脂代谢紊乱，但它对胃肠道的副作用明显，部分患者因不能耐受而停药 [13]。二甲双胍联合 COC 不仅能够有效改善 PCOS 患者的 IR、高胰岛素血症和高雄激素血症，还能降低体重和减少代谢相关并发症。对于肥胖的青春期 PCOS 患者，二甲双胍与 COC 联合应用可能更有效。常规用法为 500 mg，2 ～ 3 次 / 天。二甲双胍的主要不良反应包括恶心、呕吐、腹痛、腹泻及非特异性的胃肠功能紊乱，上述症状可通过逐渐增加剂量或餐中服用而减轻 [14]。

（三）树立治疗信心，及时心理疏导

PCOS 患者的情绪障碍发生率很高，尤其是青春期 PCOS 患者。在诊治患者躯体症状的同时，对其心理健康进行评估和管理也很重要，应与患者进行积极的交流沟通，正面引导，宽松的外部环境更有利于治疗。当青春期 PCOS 患者出现焦虑或抑郁，应遵循专业领域的规范治疗 [15]。精神类药物可加重肥胖，且对青春期女性来说，服用这类药物本身也存在一定风险。有限的研究提示，认知行为治疗对青春期 PCOS 患者减轻焦虑、抑郁症状可能是有益的 [16, 17]。

（四）中医药治疗

除以上各种治疗方法外，中医药治疗青春期 PCOS 也有一定的优势。

青春期 PCOS 患者常常没有意识到月经异常、多毛症、痤疮、肥胖等问

题潜在的危险性，很多患者来就诊的原因可能只是 PCOS 表现中的小问题。患者及家长对求医或治疗容易忽视且顺应性较差。PCOS 是终身性的疾病，一旦确诊，治疗过程耗时长、花费高，部分患者难以坚持。作为医务工作者在诊治过程中有责任让患者及家属认识到 PCOS 的近期和远期危害，并给予合理的个体化治疗方案。青春期 PCOS 的早发现、早治疗可以推迟甚至防止成人期出现相关疾病。

参考文献

[1] 陈子江，刘嘉茵 . 多囊卵巢综合征：基础与临床 [M]. 北京：人民卫生出版社，2018：172.

[2] 杨冬梓，陈晓莉 . 青春期多囊卵巢综合征的诊治进展 [J]. 中国实用妇科与产科杂志，2010，26（7）：549-553.

[3] 全国卫生产业企业管理协会妇幼健康产业分会生殖内分泌学组 . 青春期多囊卵巢综合征诊治共识 [J]. 生殖医学杂志，2016，25（9）：767-770.

[4] 中华医学会妇产科学分会内分泌学组及指南专家组 . 多囊卵巢综合征中国诊疗指南 [J]. 中华妇产科杂志，2018，53（1）：2-6.

[5] 宋颖，李蓉 . 多囊卵巢综合征中国诊疗指南解读 [J]. 实用妇产科杂志，2018，34（10）：737-741.

[6] 刘丽，张月 . 青春期多囊卵巢综合征筛查及干预研究进展 [J]. 中国实用妇科与产科杂志，2014，30（3）：231-233.

[7] 纪芳芳 . 青春期多囊卵巢综合征的诊治进展 [J]. 实用妇科内分泌杂志，2017，2（4）：7-9.

[8] JAVED A，CHELVAKUMAR G，BONNY A E. Polycystic ovary syndrome in adolescents：a review of past year evidence[J]. Curr Opin Obstet Gynecol，2016，28（5）：373-380.

[9] TEEDE H J，MISSO M L，COSTELLO M F，et al. Recommendations from the international evidence-based guideline for the assessment and management of polycystic ovary syndrome[J]. Hum Reprod，2018，33（9）：1602-1618.

[10] CARREAU A M，PYLE L，GARCIA-REYES Y，et al. Clinical prediction score of nonalcoholic fatty liver disease in adolescent girls with polycystic ovary syndrome（PCOS-HS index）[J]. Clin Endocrinol，2019，91（4）：544-552.

[11] COBAN O G，TULACI O D，ADANIR A S，et al. Psychiatric disorders, self-esteem, and

quality of life in adolescents with polycystic ovary syndrome[J]. J Pediatr Adolesc Gynecol, 2019, 32（6）: 600-604.

[12] KING A K, MCGILL-MEEKS K, BELLER J P, et al. Go girls!- Dance-based fitness to increase enjoyment of exercise in girls at risk for PCOS[J]. Children（Basel）, 2019, 6（9）: 99.

[13] LORD J M, FLIGHT I H K, NORMAN R J. Metformin in polycystic ovary syndrome: systematic review and meta-analysis[J]. British Medical Journal, 2003, 327: 951-957.

[14] DE MEDEIROSSF, YAMAMOTO M M W, SOUTO DE MEDETROS M A, et al. Changes in clinical and biochemical characteristics of polycystic ovary syndrome with advancing age [J]. Endocrine Connections, 2020, 9（2）: 74-89.

[15] ZHANG X, ZHENG Y, GUO Y, et al. The effect of low carbohydrate diet on polycystic ovary syndrome a meta-analysis of randomized controlled trials[J]. Int J Endocrinol, 2019, 2019: 438-441.

[16] COONEY L G, MILMAN L W, HANTSOO L, et al. Cognitive-behavioral therapy improves weight loss and quality of life in women with polycystic ovary syndrome: a pilot randomized clinical trial[J]. Fertil Steril, 2018, 110（1）: 161-171.

[17] SIMON S, RAHAT H, CARREAU A M, et al. Poor sleep is related to metabolic syndrome severity in adolescents with PCOS and obesity[J]. J Clin Endocrinol Metabol, 2020, 105（4）: e1827-e1834.

（袁莹莹　景万红）

第二节　不孕症的"元凶"——多囊卵巢综合征

生命的起源与本质是一个宏大且复杂的命题。在子宫内膜这片肥沃的土壤上，生命的种子逐渐发芽、孕育，焕发出蓬勃的生命力。而这一过程的起源又可以追溯到"优质的种子"——卵子。卵巢这个精密的"加工场"便担任了这样一个神圣的职责——源源不断地产生卵子，并且分泌卵子生长所需的激素。生育期女性的卵巢一般每月发育一批卵泡，经过募集、选择形成优势卵泡，发育成熟并排出。若某一天，这个精密的加工厂出现了故障，产生的种子无法正常发育或排出，会发生什么呢？毫无疑问，再肥沃的土壤，得不到优质的种子，也无法使之生根发芽。多囊卵巢综合征就是导致"加工厂"无法产生或排出"优质种子"的罪魁祸首。

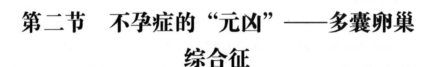

一、卵子和子宫内膜的"转变"——PCOS 如何导致女性不孕症？

（一）卵子的异常"转变"

PCOS 是育龄期女性最常见的生殖内分泌疾病之一，育龄妇女的患病率约为 10%[1]，并且有逐年升高的趋势。不孕症是 PCOS 的普遍表现，75% 的 PCOS 女性由于无排卵而遭受不孕症的困扰[2]，这正是 PCOS 导致女性不孕症的根源。卵泡的正常发育和卵子的顺利排出是一个受多种因素影响的复杂过程，也是影响妊娠的主要原因。PCOS 患者的卵泡发育异常，不能形成优势卵泡，导致稀发排卵或无排卵。国内报道，在 PCOS 患者中此类情况的发生率可达 60%[3]。那么，是什么导致了卵泡的"转变"呢？

研究表明，PCOS 妇女均具有一定程度的胰岛素抵抗，后者破坏了 HPO，从而出现排卵功能障碍 [4]。那么什么是胰岛素抵抗呢？当清晨第一口美味的早餐送入口中时，胰岛素便开始了忙碌的一天，它勤勤恳恳地将摄入体内的糖分进行分解，维持体内正常血糖水平。而患有 PCOS 的女性，其体细胞及组织对胰岛素的反应敏感度下降，致使胰岛细胞需要产生更多的胰岛素以达到机体所需，最终导致高胰岛素血症形成。高胰岛素血症可抑制肝脏合成性激素结合球蛋白（SHBG），刺激卵巢及肾上腺分泌雄激素，使血液循环中的游离雄激素增多，导致卵泡发育和成熟障碍，形成小卵泡，并使发育中的小卵泡闭锁，出现无排卵或稀发排卵；另外，升高的雄激素可在外周组织中转变为雌酮，而降低的 SHBG 也可使游离雌二醇水平相对升高，加之卵巢中的小卵泡分泌一定量的雌激素，形成高雌激素血症。高雌激素对下丘脑和垂体产生异常负反馈调节，使黄体生成素（LH）持续升高但不能形成月经中期的 LH 峰，导致卵泡闭锁、无排卵 [5]。

除 HPO 的影响外，生长激素 – 胰岛素样生长因子（growth hormone-insulin-like growth factor，GH-IGF）轴也在女性内分泌水平的调节中发挥着不可忽视的作用，两条轴密切相关、相互影响 [6]。研究发现了 28 个与 PCOS 肥胖相关的基因 [7]，这提示 PCOS 女性都有较高的肥胖风险 [8]。在肥胖 PCOS 患者体内，胰岛素水平升高，呈胰岛素抵抗状态，后者会使 IGF 系统活化，进而刺激下丘脑分泌生长抑素，对 GH 分泌起负反馈抑制作用，而 GH 不足会导致卵巢对外源的促性腺激素（gonadotropin，Gn）反应性降低，导致卵泡发育迟缓、卵子成熟障碍 [9]。

除此之外，Pinola P 等 [10] 研究发现窦卵泡计数与血清抗米勒管激素（AMH）水平之间存在很强的相关性，PCOS 女性血清中的 AMH 水平明显高于卵巢正常的女性。AMH 对卵泡发育过程具有抑制作用，能防止原始卵泡进入生长池，从而阻止卵泡 / 卵母细胞过早耗尽。PCOS 患者血清 AMH 浓度异常升高，可抑制卵泡的正常发育、成熟，进而导致卵泡闭锁、停止排卵、

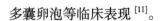

多囊卵泡等临床表现[11]。

近年来，遗传学不断发展，有研究表明，PCOS 常表现出一定程度的家族集聚性，提示该疾病可能是遗传因素和环境因素相互作用的结果[12]。Eisenberg 等[13]的研究发现，miR-429 可能与垂体分泌激素调控排卵有一定的关系，同时表明血清中的 miR-429 可以作为评估 PCOS 女性排卵的标志物。除此之外，长链非编码 RNA 通过抑制芳香化酶促进 PCOS 患者卵泡液中的雄激素水平升高，从而导致排卵障碍。由于涉及复杂病理生理，无法测试特定的单一基因，有待科学家们对其分子机制和潜在的信号通路进行不断探索。

（二）子宫内膜的异常"转变"

看到这里，可能有的读者会问，如果 PCOS 患者每个周期都有优势卵泡，那是不是就可以顺利成为孕妈妈了？其实不然。PCOS 患者的生殖潜能还与其子宫内膜功能息息相关。PCOS 患者的 IR 并不局限于骨骼肌、脂肪及卵巢等经典靶组织，越来越多的证据表明，子宫内膜同样存在局部 IR[14]，与子宫内膜容受性不良具有很强的关联性[15]。Chang 等[16]发现，即使在控制了年龄、体重指数（BMI）及胚胎质量等因素的情况下，PCOS-IR 患者与非 IR 患者相比，胚胎植入率、临床妊娠率也均有下降，这说明 PCOS 患者子宫内膜局部 IR 可能是导致子宫内膜容受性下降的重要因素。

同源框基因 A10（homeobox A 10，*HOXA 10*）和同源框基因 A11（homeobox A 11，*HOXA 11*）的表达于黄体期开始升高，并在"窗口期"达到峰值[17]。Kara 等[18]发现，PCOS 患者子宫内膜容受性相关因子 HOXA 10 及 HOXA 11 的表达显著降低。局部 IR 可能是导致这种现象发生的因素之一，但仍需更多证据明确其相关机制。

蜕膜反应是受精卵植入子宫内膜后产生的一种特殊生理变化。蜕膜过程中能量代谢活跃，葡萄糖是子宫内膜细胞的主要能量底物。IRS/PI3K/Akt/GLUTs 通路是子宫内膜摄取葡萄糖的主要途径之一，通路中任何分子的表达异常都有可能影响葡萄糖的摄取[19]。PCOS 患者子宫内膜胰岛素信号转导通路关键分子蛋白丰度降低、mRNA 表达及磷酸化水平异常和免疫定位改变导致局部 IR，必然会破坏人子宫内膜间质细胞蜕膜过程的能量稳态，降低子宫内膜的葡萄糖利用率，并直接导致子宫内膜容受性的降低。

二、PCOS 患者患有不孕症怎么办？

看到这里，你可能会感到非常恐慌，那是不是意味着 PCOS 患者就无法正常妊娠呢？其实不然，通过科学有效的方法进行治疗，许多 PCOS 患者也可以拥有健康的宝宝。针对育龄期不孕的 PCOS 女性，主要通过生活方式调整、药物治疗、手术治疗，以及辅助生殖技术等解决其生育问题。

（一）孕前咨询

在对 PCOS 不孕患者进行生育治疗之前应先对夫妇双方进行检查，确认及纠正可能引起生育失败的危险因素。对于男方，应在备孕期间做精液常规等相关检验或检查，如有异常，应在医生指导下进行治疗。对于女方，需评估激素、血糖、血脂代谢水平等，具体包括：睾酮水平、血压、BMI、OGTT 筛查、胰岛素水平、总胆固醇、甘油三酯等，并询问生活史（吸烟）及家族史（心血管疾病）。如存在血糖或血脂代谢异常，应在医生指导下服用药物纠正以上问题，可使备孕事半功倍。

（二）生活方式调整

研究表明，随着 BMI 的增加，PCOS 患者生活质量降低，并且焦虑、抑郁等心理障碍的发病风险增加。因此，目前肥胖 PCOS 患者的首要治疗原则和方法是减重。国内外指南均提倡将生活方式干预作为所有患者的基础治疗，即包括平衡膳食、合理运动及行为干预 3 部分的综合疗法。研究发现，通过生活方式干预只需要使超重 / 肥胖患者体重下降 5%，便能显著提高排卵率，改善其妊娠结局[20, 21]。其作用机制是减重可减少内脏脂肪囤积，增加机体对胰岛素的敏感性，改善胰岛素抵抗，提高 SHBG 水平，降低总睾酮和游离睾酮浓度，解除高雄激素血症及高胰岛素血症对排卵的抑制，进而改善患者排卵功能并恢复规律月经。此外，调整生活方式还有助于改善患者内分泌及心血管功能、维持心理健康，进而提高其生活质量[22]。然而，减重不宜过快，应当循序渐进，完成减肥目标的时间以 6 个月为宜。

（三）药物促排卵

枸橼酸氯米芬（citrate clomiphene，CC）作为一线诱导排卵药物，是无排卵型 PCOS 患者的首选药物，其有效性及安全性得到了较好的认证。60%～85% 的 PCOS 患者应用 CC 后会排卵。在应用 CC 排卵的患者中，每个周期的受孕率高达 22%。CC 能竞争性结合下丘脑细胞内的雌激素受体，解除其对下丘脑的负反馈，刺激下丘脑促性腺激素释放激素（gonadotropin releasing hormone，GnRH）释放，使得 FSH、LH 水平升高，促进卵泡的生长发育。该药物的主要优势包括价格低廉、口服给药途径方便、使用安全、不良反应小等。但也有其不足之处，CC 常见的不良反应包括：卵巢过度刺激综合征（OHSS）、多胎妊娠、潮热、视觉干扰、腹部不适、乳房疼痛等。如患者有原因不明的不规则阴道出血、影像学检查提示子宫或卵巢占位性质不明、肝功能损害、精神抑郁、血栓性静脉炎等，应禁用此药。

来曲唑（letrozole，LE）第三代芳香化酶抑制剂，它能阻止睾酮及雄烯二酮转化为雌二醇和雌酮，抑制雌激素对下丘脑 – 垂体的负反馈作用，增加 LH 及 FSH 分泌，促进卵泡发育。来曲唑早期被应用于乳腺癌的治疗，2001 年首次引入促排卵领域。LE 半衰期短，仅 45 小时，停药后雌激素水平可迅速恢复，对子宫内膜无明显抑制，因此更常用于 CC 抵抗或治疗失败的 PCOS 患者。一些随机对照试验指出，LE 可能比 CC 诱导排卵效果更佳，存在更高的累积排卵率及活产率，且临床妊娠时间明显缩短[23]。2018 年推出的 3 项国际指南（ASRM/ESHRE、ACOG、SOGC）均建议 LE 可作为 PCOS 患者的一线诱导排卵药物。LE 常见的不良反应有潮红、恶心、疲劳等。严重肝肾功能损伤的患者需慎用此药。孕妇禁用，使用前必须排除妊娠。

常用的促性腺激素包括人绝经期促性腺激素（human menopausal gonadotropin，HMG）、高纯度 FSH（high purity FSH，HP-FSH）和基因重组 FSH（recombinant FSH，rFSH），是无排卵不孕 PCOS 患者的二线治疗药物，可辅助 CC、LE 治疗，每周期的临床妊娠率为 20%～25%。但其有成本高、OHSS 风险高等缺点。为避免多卵泡发育，可考虑低剂量递增方案或者常规剂量递减方案，但均需要密切监测。

（四）手术治疗

当应用药物促排卵治疗失败或者存在其他辅助生殖指征时，可应用辅助生殖技术助孕。研究显示，PCOS 患者进行辅助生殖助孕的临床妊娠率及活产率与非 PCOS 患者相比无明显差异。但其面临的主要问题包括多胎妊娠、OHSS 发生风险高和妊娠期合并症多等。然而，通过限制胚胎植入数量，尤其单囊胚移植的广泛应用，多胎妊娠率显著降低。

腹腔镜卵巢打孔术（laparoscopic ovarian drilling，LOD）主要应用于 CC 抵抗、LE 治疗无效及顽固性黄体生成素分泌过多的患者。一项随机对照研究显示 [24]，应用卵巢打孔术治疗与促性腺激素促排卵相比，二者的促排卵效果、临床妊娠率、流产率及活产率相当，但卵巢打孔术的多胎妊娠及 OHSS 发生率显著降低。如因其他疾病需进行腹腔镜手术（如输卵管粘连、输卵管梗阻、子宫内膜异位症等）可考虑术中同时行卵巢打孔术。

（五）中医疗法

我国最早关于 PCOS 的描述可以追溯至公元前："惟彼肥硕者，膏脂充满，元室之户不开；挟痰者，痰涎壅滞，血海之波不流。故有过期而经始行，或数月一行，及为浊，为带，为经闭，为无子之病。"此时的医者便意识到，这种使妇女男性化的疾病可能是导致妇女不孕症的重要因素。《丹溪治法心要》卷七有言："肥者不孕，因躯脂闭塞子宫而致经事不行，用导痰汤之类......"。金元时期著名医家朱丹溪也认为，肥胖是产生痰浊进而闭塞胞宫、不能摄精成孕的主要原因，并明确指出肥胖导致不孕症的原因与先天遗传及饮食习惯密切相关。

中医将 PCOS 分为肝肾亏损型、气血虚弱型、气滞血瘀型及痰湿阻滞型 4 个类型。中医认为，对于卵泡发育良好的患者可加活血药以促排卵，对于卵泡发育不良者应加补肾药以助卵泡成熟，补肾活血是恢复排卵功能的根本治法。在月经周期形成以后，还应结合周期疗法用药，才能取得最佳疗效。中医治疗中，针灸也是一种不可忽视的疗法。针灸单用或与西药联用治疗 PCOS 不孕症可明显提高妊娠率、排卵率及改善激素水平。

参考文献

[1] RONDANELLI M，PERNA S，FALIVA M，et al. Focus on metabolic and nutritional correlates of polycystic ovary syndrome and update on nutritional management of these critical phenomena [J]. Arch Gynecol Obstet，2014，290（6）：1079-1092.

[2] 郭美运，姜晨蕾，张红娜. 女性不孕患者多囊卵巢综合征患病率及临床特征的研究 [J]. 实用妇科内分泌杂志（电子版），2008，5（23）：26-30.

[3] HOMBURG R. Management of infertility and prevention of ovarian hyperstimulation in women with polycystic ovary syndrome[J]. Best Pract Res Clin Obstet Gynaecol，2004，18（5）：773-788.

[4] GOODMAN N F，COBIN R H，FUTTERWEIT W，et al. American Association of Clinical Endocrinologists，American College of Endocrinology，and Androgen Excess and PCOS Society disease state clinical review：guide to the best practices in the evaluation and treatment of polycystic ovary syndrome - Part 2 [J]. Endocr Pract，2015，21（12）：1415-1426.

[5] 多囊卵巢综合征相关不孕治疗及生育保护共识专家组，中华预防医学会生育力保护分会生殖内分泌生育保护学组. 多囊卵巢综合征相关不孕治疗及生育保护共识 [J]. 生殖医学杂志，2020，29（7）：843-851.

[6] 陈子江，刘嘉茵. 多囊卵巢综合征—基础与临床 [M]. 北京：人民卫生出版社，2009.

[7] DESAI A，MADAR I H，ASANGANI A H，et al. Influence of PCOS in obese vs. non-obese women from mesenchymal progenitors stem cells and other endometrial cells：an in silico biomarker discovery[J]. Bioinformation，2017，13（4）：111-115.

[8] HARRISON C L, TEEDE H J, JOHAM A E, et al. Breastfeeding and obesity in PCOS[J]. Expert Rev Endocrinol Metab, 2016, 11（6）: 449-454.

[9] 任文超，姜爱芳，乔鹏云，等.多囊卵巢综合征肥胖患者血清基础黄体生成素水平及卵子质量分析 [J].实用医学杂志, 2014, 30（24）: 3974-3976.

[10] PINOLA P, MORIN-PAPUNEN L C, BLOIGU A，et al. Anti-Müllerian hormone: correlation with testosterone and oligo-or amenorrhoea in female adolescence in a population-based cohort study[J]. Hum Reprod，2014, 29（10）: 2317-2325.

[11] 李晓敏，黄文洁，卢永超.多囊卵巢综合征排卵障碍的发生机制 [J].中国医药导刊, 2021, 23（7）: 486-490.

[12] SHI Y, ZHAO H, SHI Y, et al. Genome-wide association study identifies eight new risk loci for polycystic ovary syndrome[J]. Nat Genet, 2012, 44（9）: 1020-1025.

[13] EISENBERG I, NAHMIAS N, NOVOSELSKY PERSKY M，et al. Elevated circulating micro-ribonucleic acid（miRNA）-200b and miRNA-429 levels in anovulatory women[J]. Fertil Steril, 2017, 107（1）: 269-275.

[14] CUI P, LI X, WANG X, et al. Lack of cyclical fluctuations of endometrial GLUT4 expression in women with polycystic ovary syndrome: evidence for direct regulation of GLUT4 by steroid hormones[J]. BBA Clinical, 2015, 4: 85-91.

[15] LI X, CUI P, JIANG H Y, et al. Reversing the reduced level of endometrial GLUT4 expression in polycystic ovary syndrome: a mechanistic study of metformin action[J]. Am J Transl Res, 2015, 7（3）: 574-586.

[16] CHANG E M, HAN J E, SEOK H H, et al. Insulin resistance does not affect early embryo development but lowers implantation rate in vitro maturation-in vitro fertilization-embryo transfer cycle[J]. Clin Endocrinol（oxf）, 2013, 79（1）: 93-99.

[17] DAFTARY G S, TAYLOR H S. Endocrine regulation of HOX genes[J]. Endocr Rev, 2006, 27（4）: 331-355.

[18] KARA M, OZCAN S S, ARAN T, et al. Evaluation of endometrial receptivity by measuring HOXA-10, HOXA-11, and leukemia inhibitory factor expression in patients with polycystic ovary syndrome[J]. Gynecol Minim Invasive Ther, 2019, 8（3）: 118-122.

[19] IVIKA J, DORINA U, SEBASTIAN G B, et al. Insulin regulation of solute carrier family 2 member 1（glucose transporter 1）expression and glucose uptake in decidualizing human

endometrial stromal cells：an in vitro study[J]. Reprod Biol Endocrinol，2020，18（1）：117.

[20]　MOTTA A B. The role of obesity in the development of polycystic ovary syndrome[J]. Curr Pharm Des，2012，18（17）：2482-2491.

[21]　TANNUS S，BURKE Y Z，KOL S. Treatment strategies for the infertile polycystic ovary syndrome patient[J]. Women's Health，2015，11（6）：901-912.

[22]　THOMSON R L，BUCKLEY J D，Brinkworth G D. Exercise for the treatment and management of overweight women with polycystic ovary syndrome：a review of the literature[J]. Obes Rev，2011，12（5）：e202-e210.

[23]　FRANIK S，KREMER J A，NELEN W L，et al. Aromatase inhibitors for subfertile women with polycystic ovary syndrome[J]. Cochrane Database Syst Rev，2014，2：CD010287.

[24]　FARQUHAR C，VANDEKERCKHOVE P，LILFORD R. Laparoscopic "drilling" by diathermy or laser for ovulation induction in anovulatory polycystic ovary syndrome[J]. Cochrane Database Syst Rev，2007，3：CD001122.

（屈潇潇　哈灵侠）

第三节　多囊卵巢综合征患者孕期及产后烦恼知多少

PCOS 患者经过长时间的调整、改善代谢异常状态，坚持不懈地促排卵、监测排卵，终于成功妊娠。但是对她们来说，整个孕期也必须非常谨慎。那么，PCOS 患者孕期可能会出现哪些问题呢？

一、妊娠糖尿病

一部分正常孕妇孕期也有可能会出现妊娠糖尿病（GDM）。在孕期，胎盘会合成抗胰岛素样物质，包括胎盘生乳素、雌激素、孕激素，以及肿瘤坏死因子、瘦素等细胞因子，它们均具有拮抗胰岛素的功能。在妊娠中后期，这些物质随着孕周的增加而不断增加，使组织对胰岛素的敏感性下降，出现 IR，因此可能发生 GDM。

（一）PCOS 患者发生 GDM 风险显著增加的原因

（1）PCOS 患者广泛存在 IR、糖耐量异常的现象，体内代偿性出现高胰岛素血症，在非孕期发生糖耐量减低的风险增加，在孕期其糖耐量减低的程度可能进一步加重，相较非 PCOS 孕妇更容易发生 GDM，甚至可能进展为 2 型糖尿病[1]。有研究表明 PCOS 患者罹患 GDM 的风险是正常孕妇的 3 倍以上[2]。

（2）肥胖是 PCOS 患者罹患 GDM 的独立危险因素[3]。研究显示，机体的体脂量和中心脂肪量可调节体内 IR 程度[4]。IR 及高胰岛素血症本身可能增加肥胖的风险，亦可通过促进高雄激素血症加重内脏脂肪的蓄积，而脂肪蓄积又进一步加重 IR 的程度，形成恶性循环，进而增加 GDM 的发生风险[5]。

（二）PCOS 患者如何预防 GDM 的发生？

血糖是 PCOS 患者孕前及孕期的监测重点。早期预防及诊断 GDM 是关键，通过密切监测和精准治疗可显著减少 GDM 相关的母婴并发症[6]。那么，对于妊娠期的 PCOS 患者，该如何更好地预防 GDM 的发生呢？

1. 识别高危人群

并非所有 PCOS 患者都会发生 GDM，早期识别高危人群至关重要。年龄、超重或肥胖、高雄激素血症表型、IR、糖尿病家族史、GDM 史、孕早期体重增加过多、早产史等均为高危因素。

2. 控制体重

PCOS 患者既要控制孕前体重，也要避免孕期不合理的体重增加。除了关注 BMI，也需关注人体成分，包括体脂率、内脏脂肪等。孕前经过合理饮食可有效降低基础体脂量，怀孕期间有效的饮食控制和适当的有氧运动也可预防孕期体脂过度增长，这些行为对 GDM 的发生都可起到有效的预防作用。第 1 次产检需计算孕前 BMI，并据此判断孕期合理的体重增加范围，建议每周监测体重。

3. 及时进行必要的血糖评估

鉴于 PCOS 患者的高血糖风险及 PCOS 对胎儿的影响，如果患者孕前未进行 OGTT，建议第 1 次产检时或至少在孕 20 周之前完成。最新指南建议所有 PCOS 女性孕前 3 个月内应进行胰岛素释放试验及 75 g OGTT 检查，评估是否存在 IR 和糖代谢受损，尤其是孕前 BMI $\geqslant$ 24 kg/m^2 的超重或肥胖患者，如有异常可通过改善生活方式、调节饮食、控制体重等方式干预，达标后再考虑妊娠。因此，即使孕前 OGTT 正常，也推荐所有 PCOS 患者在早孕期重复 OGTT 检查，必要时可在孕 24 ~ 28 周复查；对于孕中晚期出现羊水过多的 PCOS 患者，在排除其他原因后怀疑存在糖代谢异常者，可在任意孕周行 OGTT 检查。

4. 药物的预处理

PCOS 患者孕前可应用二甲双胍帮助控制体重，改善 IR、诱导排卵并减轻多毛症，但其是否增加受孕率及活产率尚有争议。

二、妊娠高血压综合征

PCOS 患者可能还会面临 PIH 的风险。PIH 是妊娠期常见且危险的并发症，严重影响妊娠妇女及新生儿健康。

（一）PIH 的病理生理基础

PIH 可导致患者体内全身小血管痉挛，各器官组织因缺血、缺氧而受到损害。PIH 孕妇可出现胎盘早剥、各器官衰竭甚至围产期死亡等并发症。轻度受累会导致胎儿生长受限、孕妇羊水过少等临床表现，重者可出现胎儿窘迫甚至死亡。

（二）PCOS 发生 PIH 的高危因素

PCOS 孕妇发生 PIH 的风险是普通孕妇的 3 ～ 4 倍[7]。PCOS 患者疾病本身及因代谢异常伴随的肥胖、IR、高雄激素血症都是妊娠期发生 PIH 的高风险因素[8]。PCOS 患者体内的高胰岛素可通过促进血管平滑肌细胞增生、增强肾脏的重吸收而增加血管阻力和血容量，从而导致 PIH；另外，高胰岛素还可能增加细胞钙代谢，导致低血钙而诱发子痫。临床研究也证实，PIH 患者体内胰岛素水平更高，且有 IR 的 PCOS 患者子痫的发生率更高，提示 IR 和代偿性高胰岛素血症在 PIH 的发展中起到重要作用[9]。

与健康孕妇相比，PIH 患者体内的血清总睾酮水平更高，与之结合的 SHBG 水平更低，血清内存在高水平的游离睾酮。游离睾酮可能通过增加交感神经兴奋性，促进血管平滑肌收缩，增加心排出量和外周阻力，从而导致 PIH[10]。由此可见，高水平游离睾酮和 PIH 的发生密切相关。孕前体内睾酮水平高的 PCOS 孕妇孕期发生 PIH 的风险升高。

（三）血压监测及管理

最新指南推荐 PCOS 女性在孕前和孕期进行全程血压监测及管理。预防 PIH 需在孕前控制体质量，改善体内 IR 和纠正高雄激素状态。如发现血压异常，应及时行动态血压监测。无论是慢性高血压还是 PIH，当 PCOS 患者的血压升高达 140/90 mmHg 时，建议行降压治疗。首选降压药物推荐拉贝洛尔（50～150 mg，3～4 次 / 天，口服），建议根据血压监测情况调整用药；对于口服单一降压药物血压控制不佳者，可考虑联合药物口服降压。PCOS 孕妇的降压治疗应注意个体化用药，力求平稳降压，为保障胎盘血流灌注，降压后血压应不低于 130/80 mmHg。此外，PCOS 患者孕前门诊或首次产前检查时都应仔细排查是否存在子痫前期高危因素，如高龄、多胎妊娠、子痫前期家族史等，并详细地记录。孕期密切关注血压及水肿情况，警惕子痫前期的出现。

 ## 三、自然流产

文献报道 PCOS 患者发生早期流产的风险是正常人群的 2～4 倍[11]。此类患者特殊的代谢内分泌状态可能是导致先兆流产甚至早期妊娠丢失发病率升高的主要原因。

（一）卵子及胚胎因素

部分 PCOS 患者存在高雄激素血症，卵巢局部存在高雄激素的异常微环境，从而影响卵母细胞的发育，进而导致受精卵质量下降[12]。PCOS 患者宫内的高雄激素环境可扰乱胚胎细胞内基因的表观遗传，使胎儿畸形或发育不良而导致流产[13]。

（二）子宫内膜因素

临床研究证实，PCOS 患者体内的 IR 是流产的独立风险因素，存在 IR 的孕妇流产的风险是非 PCOS 孕妇的 8 倍[12]。IR 及代偿性高胰岛素血症可降低子宫内膜容受性，影响胚胎着床。即使胚胎着床成功，患者体内的高胰岛素血症也可限制滋养细胞增生，导致胎盘发育不良而诱发早期流产。PCOS 患者的子宫内膜也存在局部 IR，导致 PCOS 子宫内膜增生异常和功能缺陷[14]。肥胖与 IR 互为因果关系，肥胖本身也是自然流产的危险因素之一。

高胰岛素血症与高雄激素有协同作用，高胰岛素血症抑制肝脏合成

SHBG，引起体内游离雄激素升高，使子宫内膜雄激素受体表达上调。IR 和高胰岛素血症也可能是 PCOS 患者自然流产发生机制中的重要环节。因此，由于体内的高雄激素和 IR，PCOS 患者妊娠后受精卵质量低、子宫内膜容受性降低、胎盘发育不良和胚胎基因异常，导致妊娠早期发生流产。

此外，PCOS 患者全身及子宫内膜局部的炎症因子水平升高，宫腔微环境差，在妊娠早期会影响受精卵着床、发育及胎盘血管形成，也会导致妊娠早期流产率升高。患者的血浆中同型半胱氨酸水平增加，增加了血管内皮的氧化应激，激活血小板，刺激血管平滑肌细胞增生，同时在母胎界面局部干扰子宫内膜血流，使胚胎不容易种植或妊娠早期流产。PCOS 患者因稀发排卵需要使用各种药物以控制性超促排卵，影响了子宫内膜容受性及胚胎质量，也可能与早期妊娠流产有关。

四、早产

Meta 分析和队列研究的结果显示，PCOS 孕妇的早产风险比非 PCOS 孕妇增加约 2 倍[15]，伴有高雄激素血症患者的早产风险进一步升高。有研究认为雄激素可能通过增加宫颈部位胶原酶的活性，降解胶原纤维，促进宫颈成熟，因而高雄激素血症的 PCOS 患者出现自发性早产的风险可能增加，尤其是双胎或多胎妊娠自发性早产的风险进一步升高。

早产率增加可能还与 PIH 和 GDM 的发病率高有关[16]。GDM 可导致羊水过多，胎膜早破，进而导致早产的发生。有研究者认为 PCOS 患者妊娠期子宫血管多普勒指数、血流速度、搏动指数均较正常对照存在差异，提示这可能也是导致其早产率增加的原因之一[17, 18]。

五、高剖宫产率及产后管理

由于多数 PCOS 患者是应用促排卵或辅助生殖技术助孕治疗所获得的妊娠，无论是患者还是医务人员均视其为"珍贵儿"，应患者及家属要求而放宽了剖宫产的指征。有研究表明，PCOS 组剖宫产率比对照组高出近 2 倍[19]。PCOS 患者妊娠期并发症发病率高及巨大儿等因素也增加了剖宫产率。事实上，应用辅助生殖技术怀孕与正常妊娠两者的生理过程是一样的，剖宫产本身也存在一定的手术风险，两者的分娩方式与指征不应存在差异，医务人员应该明确告知患者[20]。

PCOS 患者产后出血可能与发生妊娠期并发症（PIH、GDM）、分娩巨大儿、孕妇心理因素有关系。PIH 导致子宫肌层水肿，影响收缩；巨大儿导致子宫过度牵拉，收缩乏力。这些因素进而导致子宫出血，也增加了孕妇的风险。

PCOS 孕妇出现子痫前期、产后子痫、心肌病、高血压性心脏病、血栓性疾病、心力衰竭、心脑血管疾病等的风险均显著增加。因此，孕期有血糖、血压异常或有相关临床表现的 PCOS 患者，产褥期内应继续监测血糖、血压，若存在异常须及时诊治；并且要重视 PCOS 孕妇产后血栓风险评估，根据血栓评分积极采取相应的血栓预防策略[21]。

对于患有 PCOS 的孕产妇，新生儿胎粪吸入、新生儿转 NICU、新生儿窒息（5 分钟 Apgar 评分小于 7 分）及围产儿死亡的风险都显著升高，可能与前述产科并发症，如 PIH、GDM、早产等的发生率升高有关。PCOS 患者的新生儿应纳入高危儿管理，特别注意血糖的监测及保暖等。此外，PCOS 对子代远期生长发育、内分泌代谢、生殖健康、心血管健康及精神心理健康等也有显著不良影响，应重视子代远期随访[22]。

综上所述，PCOS 孕产妇的产科并发症和不良结局风险与非 PCOS 者相比均有不同程度的增加，需引起产科医生的重点关注，在孕前咨询、产前保健、分娩期管理及产后随诊等方面均应给予高度重视。对于孕前诊断明确的 PCOS 孕妇，需在孕前对其身体状况进行充分评估。对于孕前已存在明显代谢紊乱者，应加强宣教，提高患者对疾病及产科并发症的认识和重视，积极进行减脂、减重，改善代谢紊乱状态后再备孕。在整个妊娠期均应严密督导和监测，对体质量、血压、血糖及胎儿发育等方面应重点关注，重视产程管理，加强产后随诊及宣教，警惕严重近远期并发症的发生。

参考文献

[1] BAHRI K M, BOYLE J A, TAY C T, et al. Polycystic ovary syndrome and adverse pregnancyoutcomes：current state of knowledge，challenges and potential implications for practice[J]. Clin Endocrinol, 2018, 88（6）：761-769.

[2] WILDE M A D, GOVERDE A J, VELTMAN-VERHULST S M, et al. Insulin action in women with polycystic ovary syndrome and its relation to gestational diabetes[J]. Hum Reprod, 2015, 30（6）：1447-1453.

[3] 乔杰. 多囊卵巢综合征 [M]. 北京：北京大学医学出版社，2010：188-195.

[4] ISSAT T, NOWICKA M A, JAKIMIUK A J. Polycystic ovary syndrome（PCOS）and gestational diabetes mellitus（GDM）risk[J]. Ginekol Pol, 2015, 86（5）：392-395.

[5] MORAN L J, NORMAN R J, TEEDE H J. Metabolic risk in PCOS：phenotype and adiposity impact[J]. Trends Endocrin Met, 2015, 26（3）：136.

[6] NGAI I, GOVINDAPPAGARI S, NETO N, et al. Outcome of pregnancy when gestational diabetes mellitus is diagnosed Bbefore or after 24 weeks of gestation[J]. Obstet Gynecol, 2014, 123（Suppl 1）：162S-163S.

[7] AKTUN H L, YORGUNLAR B, ACET M, et al. The effects of polycystic ovary syndrome on gestational diabetes mellitus[J]. Gynecol Endocrinol NLM, 2016, 32（2）：139.

[8] NAVER K V, GRINSTED J, LARSEN S O, et al. Increased risk of preterm delivery and pre-eclampsia in women with polycystic ovary syndrome and hyperandrogenaemia[J]. BJOG, 2014, 121（5）：575.

[9] WEI D, ZHANG B, SHI Y, et al. Effect of preconception impaired glucose tolerance on pregnancy outcomes in women with polycystic ovary syndrome[J]. J Clin Endocrinol Metab, 2017, 102（10）：158-159.

[10] BOOMSMA C M, FAUSER B C, MACKLON N S. Pregnancy complications in women with polycystic ovary syndrome[J]. Hum Reprod, 2016, 26（1）：72.

[11] BAHRI K M, BOYLE J A, TAY C T, et al. Polycystic ovary syndrome and adverse

pregnancy outcomes：current state of knowledge，challenges and potential implications for practice [J]. Clin Endocrinol（Oxf），2018，88（6）：761-769.

[12] MCDONNELL R，HART R J. Pregnancy-related outcomes for women with polycystic ovary syndrome[J]. Womens Health（Lond），2017，13（3）：89-97.

[13] CHANG Y J，XU F H，MA M，et al. The influence of obesity on polycystic ovary syndrome[J]. Progress in Modern Biomedicine，2015：4597-4660.

[14] TIAN L，SHEN H，LU Q，et al. Insulin resistance increases the risk of spontaneous abortion after assisted reproduction technology treatment [J]. J Clin Endocrinol Metab，2007，92（4）：1430-1433.

[15] NAVER K V，GRINSTED J，LARSEN S O，et al. Increased risk of preterm delivery and pre-eclampsia in women with polycystic ovary syndrome and hyper and rogenaemia[J]. BIOG，2014，121（5）：575–581.

[16] DE F V，VANSTEELANDT S，T'SJOEN G，et al. A retrospective study of the pregnancy, delivery and neonatal outcome in overweight versus normal weight women with polycystic ovary syndrome[J]. Hum Reprod，2014，29（10）：2333-2338.

[17] OKUN N，SIERRA S. Pregnancy outcomes after assisted human reproduction[J]. JOGC，2014，36（1）：64-83.

[18] LOVVIK T，WIKSTRÖM A，NEOVIUS M，et al. Pregnancy and perinatal outcomes in women with polycystic ovary syndrome and twin births：a population-based cohort study[J]. BJOG，2015，122（10）：1295.

[19] 段昌玲，王秋毅，黄薇. 多囊卵巢综合征的妊娠期并发症的研究进展 [J]. 中华妇产科临床杂志，2018，19（6）：563-565.

[20] YAN X，SHI Y H，SHENG Y，et al. Pregnancy outcomes of patients with polycystic ovary syndrome undergoing in vitro fertilization and embryo transfer[J]. Zhonghua Fu Chan Ke Za Zhi，2011，46（12）：923.

[21] 高颖. 孕期增重对多囊卵巢综合征妊娠结局影响研究 [J]. 中国实用妇科与产科杂志，2019，35（3）：352-354.

[22] 王婷婷，付翰林，陈立章，等. 中国多囊卵巢综合征患者妊娠并发症发生率的 Meta 分析 [J]. 中南大学学报（医学版），2017，42（11）：1300-1306.

（袁莹莹）

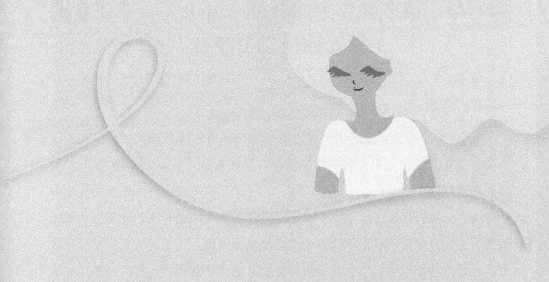

第三章

多囊卵巢综合征的非生育期管理

第一节　被多囊卵巢综合征"盯上"，非生育期妇女如何完美脱身

PCOS 治疗应该根据患者需求和具体情况采取个体化方案，目的在于缓解临床症状、维护健康和提高生活质量。目前的治疗方案以调整月经周期、纠正高雄激素血症（HA）与胰岛素抵抗（IR），以及有生育要求者的促排卵治疗为主，兼以生活方式调整。由于不同年龄 PCOS 患者在治疗需求、临床表现方面的高度异质性，临床医生需根据患者主诉、需求和代谢改变，采取个体化对症治疗措施，以达到缓解临床症状、预防远期并发症的目的。本章就非生育期 PCOS 的管理展开论述。

一、生活方式干预的魅力：PCOS 女性如何通过健康习惯重塑自我？

生活方式干预治疗 PCOS 患者已经成为普遍共识，并被国内外列为 PCOS 的一线治疗手段 [1]，尤其是肥胖型的 PCOS 患者。生活方式干预主要通过饮食控制和运动来减轻 PCOS 女性的体质量，以改善其 HA、IR，增加胰岛素敏感性，调节月经周期，调整血脂水平及降低体内的慢性炎症，改善 PCOS 患者的代谢紊乱 [2]。

（一）饮食调整

饮食调整是生活方式干预的重要环节，PCOS 患者需要控制饮食，减少高糖、高脂、高盐食物的摄入，增加高纤维、高蛋白食物的摄入。同时，避免过度节食或暴饮暴食，保持合理的饮食习惯。此外，患者还可以通过补充维生素、矿物质等营养素来改善身体的营养状况 [3]。

（二）运动

运动可以促进机体的血液循环，增强机体免疫力，对 PCOS 患者的健康有益。患者可以根据个人实际情况制订合理的运动计划，如慢跑、游泳、瑜伽等。适当的运动可以帮助患者减轻体重，改善胰岛素抵抗，同时还可以调节心理状态，增强治疗信心。

（三）规律作息

规律作息是保持身体健康的重要因素之一。PCOS 患者需要保持规律的作息时间，避免熬夜和过度劳累。同时，患者还需要保证充足的睡眠时间，以保持身体的正常代谢和免疫功能。

（四）戒烟限酒

吸烟和过量饮酒会对身体健康造成负面影响。吸烟会导致身体内的毒素积累，加重病情；而过量饮酒则会对肝脏等器官造成损害，影响身体的正常代谢。因此，PCOS 患者需要避免吸烟和过量饮酒，以保持身体健康。

二、PCOS 的挑战与机遇：通过药物干预实现健康平衡

（一）探索 PCOS 女性月经周期调整的魔法：告别月经不规律

治疗月经周期不规律需要根据患者的具体情况制定个体化的治疗方案，并在医生的指导下进行。患者除了需要注意饮食调整和生活方式调节之外，还需要进行药物治疗。药物治疗是 PCOS 管理的常用方法，主要分为激素类药物治疗和非激素类药物治疗。对于暂时无生育要求的 PCOS 患者，可以通过口服避孕药、雌孕激素序贯治疗、口服孕激素周期疗法等调整月经周期，预防子宫内膜病变[4]。药物治疗[5]需要在医生的指导下进行，患者需按时服药，并定期随访。

1. 周期性使用孕激素

作用机制：对抗雌激素，诱导人工月经，调整月经周期，预防子宫内膜增生，能够降低稀发排卵或闭经妇女子宫内膜增生的风险。

适应证：适用于无明显 HA 及 IR 的患者，周期性应用可预防子宫内膜增生。

使用方法：地屈孕酮片，10～20 mg，1次/天，口服，月经第16～25天服用，共10天；醋酸甲羟孕酮片，10 mg，1次/天，口服，月经第16～25天服用，共10天；黄体酮胶丸或微粒化黄体酮，100 mg，2次/天，口服，月经第16～25天服用，共10天。

注意事项：在服药期间，患者需定期检测肝肾功能，有肝功能损害者应慎用或禁用。勿随意停用或漏用孕激素，以免引起激素水平波动而影响疗效，甚至引起不规则出血。一般疗程为3个周期，然后停药观察，以期待卵巢功能自行调整恢复，必要时经一定时期的停药后，再酌情使用。

2. 短效口服避孕药

作用机制：短效口服避孕药是高效雌孕激素的合剂。孕激素能抑制黄体生成素（LH）的异常高分泌，减少卵巢产生的雄激素，同时，它还可以直接抑制子宫内膜的过度增生；而雌激素可以减少体内的游离睾酮。因此短效口服避孕药不仅可以调整月经周期，预防子宫内膜增生，还可以使高雄激素症状减轻，抑制体表多毛症状，并治疗痤疮。

适应证：无生育要求、有 HA 或高雄激素症状及月经失调的 PCOS 患者，是一线治疗措施。

使用方法：炔雌醇环丙孕酮片（达英-35），1片，每天1次，口服，月经第5天开始，共21天。屈螺酮炔雌醇片（优思明），1片，每天1次，月经第1天开始（按照包装所标明的顺序，每天在同一时间），连续服用21天。

注意事项：应用前须对患者的代谢情况进行评估，有重度肥胖、糖耐量减低的患者，若长期服用口服避孕药会加重糖耐量损害程度，必要时可与二甲双胍联合使用。短效口服避孕药有促进乳腺增生的作用，如果应用时间过长，要定期检查乳腺以除外乳腺增生。短效口服避孕药最常出现恶心、呕吐、乳房胀痛等不良反应，可以通过控制口服时间来减轻。建议在睡前服用，可以避免漏服，同时减少恶心、呕吐的副作用。出现以下情况时需要慎

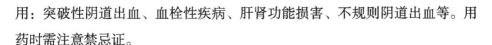

用：突破性阴道出血、血栓性疾病、肝肾功能损害、不规则阴道出血等。用药时需注意禁忌证。

3. 雌孕激素序贯治疗

作用机制：外服雌孕激素建立人工周期，使子宫内膜出现周期性脱落，使月经周期恢复到正常状态。

适应证：用于雌激素水平偏低、有围绝经期症状的 PCOS 患者。

使用方法：雌激素一般选用戊酸雌二醇片、微粒化 17-β 雌二醇，孕激素可以选择地屈孕酮片或醋酸甲羟孕酮片。月经第 5 天开始服用雌激素，连续服用 21 天，服药第 11 天加服孕激素，连续服用 10 天停药，停药 3 ～ 5 天月经来潮，开始第 2 个周期。一般 3 个月为 1 个疗程。

注意事项：在服药期间，雌激素促进子宫内膜增生，可能会导致子宫内膜出血、乳房胀痛，应定期检查乳腺功能；雌激素可以增加血液中的肾素水平，导致血压的变化，应定期检测血压；少数患者可能出现生理和精神方面的问题，如头痛、易怒、体重改变等，这主要和孕激素有关。子宫内膜增生、乳腺癌、动脉血栓栓塞、肝肾功能障碍、耳硬化症、系统性红斑狼疮等患者禁用。

（二）PCOS 女性如何击退高雄激素血症，重拾美丽与自信？

PCOS 是一种复杂的内分泌紊乱性疾病，其特征之一是雄激素水平过高。HA 可能导致月经不规律、痤疮、多毛症等症状，严重影响患者的健康和生活质量。因此，降低雄激素是治疗 PCOS 的重要目标之一。HA 的治疗方法主要有口服避孕药、螺内酯等。在选择降低雄激素的治疗方法时，需要综合考虑患者的年龄、症状、生育需求等因素。同时，患者也需要在医生的指导下进行个体化治疗，以达到最佳的治疗效果。

1. 降低血液中的雄激素水平

口服避孕药：口服避孕药降低雄激素水平的作用机制是，一方面抑制下丘脑 – 垂体 – 卵巢轴（HPO）分泌活动，减少卵巢分泌的雌激素和孕激素，降低雄激素水平；另一方面改变卵巢激素分泌模式，减少雄激素的产生和分泌，达到降低雄激素水平的目的。此外，口服避孕药可以抑制子宫内膜过度增生，减少子宫内膜对雌激素的吸收，降低血浆中雄激素结合蛋白的浓度，进一步降低雄激素水平，从而减轻痤疮、多毛症等。具体用法见前文。

2. 改善皮肤状态

（1）多毛症的治疗

A. 口服避孕药：口服避孕药可以显著改善 PCOS 患者的多毛症，通过降低体内雄激素水平，减少毛囊对雄激素的敏感性，从而减少毛发的过度生长。同时，口服避孕药还可以改善皮肤质地，使皮肤更加光滑、细腻。具体用法见本节前文。

B. 螺内酯：又名安体舒通。

作用机制：这是一种醛固酮受体拮抗剂。近年来，研究发现它可以作为类固醇合成抑制剂与双氢睾酮竞争结合雄激素受体，从而发挥拮抗雄激素的作用。

使用方法：100 mg，每天 1 次，如果 6 个月之后没有明显效果，可以增加到 200 mg 的剂量。

注意事项：螺内酯具有较弱的孕激素样作用，如果单独应用，可能出现不规则子宫出血或者闭经，可以通过联合口服避孕药使用避免。在服药过程中，可能会出现高血钾及消化系统症状。

C. 激光脱毛术：利用"选择性光热效应"原理，把毛囊中的黑色素细胞对特定波长光的吸收转化为破坏毛囊组织的热能，使毛发失去再生能力，同时又不损伤周边组织，痛感轻微。激光脱毛是目前较为安全、快捷、长久的脱毛技术。激光脱毛后多吃含维生素 C 的水果，如柑橘类、浆果类、枣类、桃类、柿子、香蕉、苹果、菠萝、荔枝和芒果等。这些水果均含有丰富的维生素 C，是良好的维生素 C 来源。维生素 C 可以提高皮肤抵抗力，减少色素生成。激光脱毛后不能用太热的水洗脱过毛的皮肤，并尽量避免直接暴露在太阳下。

（2）痤疮的治疗

A. 口服避孕药：PCOS 患者伴有痤疮症状时，可以选用口服避孕药进行治疗。对于严重痤疮患者，口服避孕药可以作为一线治疗手段。通过降低体内雄激素水平，口服避孕药可以减少毛囊对雄激素的敏感性，从而减少皮脂腺分泌皮脂，改善皮肤质地，减少痤疮的发生。同时，口服避孕药还可以改善月经周期，减少月经期间的出血量，减轻痛经等症状。具体用量参考本节前文。

B. 维 A 酸软膏

作用机制：调节毛囊的角化和上皮细胞的发育和分化。

适应证：痤疮、黑头、粉刺等。

使用方法：局部外用。洗净患处后，取适量本品涂于患处，每晚睡前 1 次。

注意事项：主要不良反应为用药部位可能发生红斑、肿胀、脱屑、结痂、色素增加或减退。用药部位应避免强光暴晒。

（三）从胰岛素抵抗到 PCOS：一种多方面的改善策略

PCOS 改善胰岛素抵抗需要综合考虑药物治疗、生活方式调整、减轻体重等多方面的措施。药物治疗是改善 PCOS 患者胰岛素抵抗的重要手段之一。常用的药物包括双胍类、噻唑烷二酮类、α- 糖苷酶抑制剂等。这些药物改善胰岛素抵抗，从而缓解症状并控制病情发展。通过综合治疗，患者可以降低胰岛素抵抗的风险、改善症状、提高生活质量。

1. 双胍类降糖药

作用机制：抑制肝脏糖异生和糖原分解，增加外周组织对葡萄糖的利用，改善肝脏及外周组织的胰岛素抵抗，促进患者卵巢功能的改善，恢复卵巢状态及子宫内膜厚度。该药物具有较高的安全性及耐受性[6]。

适应证：2 型糖尿病患者，尤其是肥胖和伴胰岛素抵抗者。

使用方法：非肥胖者 1000 ～ 1500 mg/d，肥胖患者建议 2000 ～ 2500 mg/d，餐时服用或餐后立即服用，疗程至少 3 ～ 6 个月。若胰岛素抵抗明显改善，无妊娠计划患者可使用至血糖恢复正常；若治疗 3 ～ 6 个月没有效果，建议调整治疗方案，可考虑在二甲双胍基础上联用或改用噻唑烷二酮类药物（吡格列酮），用药期间需避孕。

注意事项：二甲双胍最常见的不良反应是胃肠道症状，与剂量相关，通常在几周后消失，餐时服药可减轻反应。严重的副作用是发生肾功能损害和乳酸性酸中毒，因此用药期间必须定期复查肾功能[7]。

2. 噻唑烷二酮类降糖药

作用机制：这是一类胰岛素增敏剂，通过激动过氧化物酶体增殖物激活受体 γ（peroxisome proliferator-activated receptor，PPAR γ），增加脂肪细胞、肝细胞及骨骼肌细胞对胰岛素的敏感性，促进胰岛素靶细胞对血糖的摄取、转运和氧化利用；同时降低血糖及游离脂肪酸的水平，增强葡萄糖转运蛋白-1（glucose transporter-1，GLUT-1）和葡萄糖转运蛋白-4（GLUT-4）对葡萄糖的摄取，以降低血糖。此类药物除了改善 PCOS 患者的高胰岛素血症外，还可以改善 PCOS 患者的糖脂代谢异常，降低糖尿病、高血压、冠心病等代谢并发症的危险[8]。

适应证：伴有胰岛素抵抗的 2 型糖尿病患者。

使用方法：4 mg/d，每天 1 次或分 2 次服用。

注意事项：主要不良反应为肝损伤、体重增加、水肿、低血糖等。因此，使用噻唑烷二酮类药物前必须常规检测肝功能，对有肝病或肝功能损害者不宜使用。所有服用噻唑烷二酮类药物者必须定期监测肝功能，第一年每 2 个月复查一次，之后定期检查。用药期间可根据患者的实际血糖情况酌情调整使用药物的剂量。

三、PCOS 远期并发症的早期识别与预防

PCOS 患者可能面临多种并发症的风险，如心血管疾病、糖尿病、子宫内膜癌等。并发症管理需要综合考虑患者的具体情况和需求，制定个体化的治疗方案。同时，患者应该定期进行身体检查和随访，及时发现并处理并发症，做到早发现、早诊断、早治疗。

（一）代谢紊乱风险

研究发现，41.3% 的 PCOS 患者合并肥胖[9]，且 PCOS 患者更易出现上半身脂肪的堆积，出现向心性肥胖（即内脏肥胖）。这类肥胖患者通常伴有较高的空腹血清胰岛素水平和较大的胰岛素分泌曲线下面积，同时血清甘油三酯水平升高、高密度脂蛋白水平下降[10]，加重了胰岛素抵抗和脂代谢紊乱的程度。IR 或高胰岛素血症会促使卵巢内卵泡膜细胞分泌雄激素，并使 SHBG 合成减少，导致游离雄激素水平升高，进一步加剧高胰岛素血症。肥胖和超重还会增加 2 型糖尿病的发生风险，而 PCOS 本身也是 2 型糖尿病发生的独立危险因素之一。

预防：一经诊断 PCOS，患者应完善口服葡萄糖耐量试验（OGTT），常规检查空腹血脂系列。平时要注意营养物质的平衡，调节饮食结构，注意健康饮食，做到劳逸结合、多锻炼身体，保持良好的心态、积极乐观的生活态度。生活方式干预是改善 PCOS 糖脂代谢紊乱最重要的治疗方式，根据患者的生育需求及其他个体化需求，结合其代谢紊乱程度，在积极治疗原发病的同时，可酌情考虑予以药物纠正异常的血糖及血脂。

（二）心血管疾病风险

PCOS 患者易并发高血压、脂代谢异常、2 型糖尿病和肥胖等，这些因素是心血管疾病发生的独立危险因素。它们可以激活肾素 - 血管紧张素 - 醛固酮系统（renin-angiotensin-aldosterone system，RAAS），同时增加纤溶酶原激活物抑制物 -1（plasminogen activator inhibitor 1，PAI-1）介导的血栓形成、高血压和内皮功能异常。此外，PCOS 患者的 C 反应蛋白、同型半胱氨酸和 α - 肿瘤坏死因子水平增高等亦被认为是冠心病发生的危险因素。这些因素均可导致血管内皮功能异常，诱发冠心病[11]。因此，对存在相关心血管疾病危险因素的 PCOS 患者进行早期评估并予以相应治疗，是非常重要的。

预防：建议 PCOS 患者（尤其肥胖患者）一定要注意适当运动，控制体重，并且注意饮食清淡，少吃油腻、高脂肪的食物，密切关注血糖情况。积极治疗原发病，如口服避孕药、改善胰岛素抵抗、降低雄激素水平等，同时注重对动脉粥样硬化因素的干预，合理使用他汀类、抗血小板聚集等药物，预防心血管疾病。

（三）肿瘤风险

PCOS 患者由于很少排卵或无排卵，子宫内膜长期受到单纯雌激素的刺激，无孕激素对抗，使这类患者的子宫内膜癌发生风险几乎是健康女性的 3 倍[12]，且各个年龄段 PCOS 患者的子宫内膜癌发生风险均提高，尤以绝经前患者的风险提高最为明显。PCOS 患者子宫内膜癌高发的原因复杂，其中肥胖和 2 型糖尿病均是公认的子宫内膜癌发生的独立危险因素，不孕症、代谢综合征等是 PCOS 患者发生子宫内膜癌的协同危险因素[13]。

预防：PCOS 患者应保持良好的作息习惯，合理安排膳食，纠正脂代谢紊乱，控制体重，按周期吃避孕药物进行对症治疗。积极检测激素、胰岛素和血糖水平，如果超过两个月没有月经来潮，可以使用孕激素药物使子宫内膜脱落，起到保护子宫内膜的作用，防止发生子宫内膜病变。宫腔内放置左炔诺孕酮宫内节育系统（曼月乐环）也可以预防子宫内膜癌的发生。

四、PCOS 患者的心理干预：探索情绪调节与生活质量提升的途径

PCOS 患者的月经失调、不孕症、肥胖、多毛症、痤疮等症状，以及发生并发症的风险和长期诊疗的经济费用等都可能造成其心理压力，继而转化为心理问题。PCOS 患者的心理问题可以表现在多方面，如社交回避、进食障碍（尤其是暴食和神经性贪食）及抑郁和焦虑的心境障碍等[14-15]。因此，我们在重视 PCOS 患者生殖障碍和内分泌代谢紊乱的同时，要关注 PCOS 患者心境障碍的早期倾向。在尊重隐私和良好沟通的基础上，评估其心理状态，并积极引导其采取积极乐观的人生态度，调整、消除患者的心理障碍，并在必要时结合实际情况，通过咨询指导或互助小组等形式给予患者合理的心理支持及干预。

（1）心理健康教育：向患者普及 PCOS 和阻塞性睡眠呼吸暂停（OSA）

的相关知识，包括病因、症状、治疗方法等，帮助患者更好地理解疾病。

（2）心理评估：对患者进行心理评估，了解患者的心理状况和需求，为制定个体化的心理支持方案提供依据。

（3）认知行为治疗：通过认知行为治疗，帮助患者改变不良的思维模式和行为习惯，提高自我认知和自我管理能力。

（4）情绪管理：通过情绪管理技巧，帮助患者学会调节情绪，减轻焦虑、抑郁等心理问题。

（5）社会支持：为患者提供社会支持，如家庭支持、朋友支持等，增强患者的社会归属感和自信心。

（6）定期随访：定期随访是 PCOS 心理干预的重要环节。通过定期随访，医护人员可以了解患者的病情和心理状况，提供及时的指导和帮助。同时，定期随访还可以帮助患者建立良好的随访习惯，增强自我管理和自我保健能力。定期随访可以帮助患者更好地管理病情，提高生活质量。

五、小结

目前，PCOS 的非生育期管理需要综合考虑生活方式调整、药物治疗、心理支持、并发症管理、长期随访、患者教育和预防措施等多个方面。通过综合治疗和管理可以帮助患者缓解症状、控制病情发展并降低并发症的风险。同时，患者也应该积极配合医生的治疗和建议，注意自我管理和保健。即使对于临床症状和体征已经缓解的患者，也应该关注远期的风险。

参考文献

[1] 多囊卵巢综合征相关不孕治疗及生育保护共识专家组，中华预防医学会生育力保护分会生殖内分泌生育保护学组.多囊卵巢综合征相关不孕治疗及生育保护共识 [J].生殖医学杂志，2020，29（7）：843-851.

[2] 赵帅，连方，吴海萃.苍附导痰颗粒对痰湿证多囊卵巢综合征患者卵巢颗粒细胞基因表

达干预的研究 [J]. 中国中西医结合杂志，2021，41（2）：177-183.

[3]　TOOSY S，SODI R，PAPPACHAN J M. Lean polycystic ovary syndrome（PCOS）：an evidence-based practical approach[J]. J Diabetes Metab Disord，2018，17（2）：277-285.

[4]　宋颖，李蓉. 多囊卵巢综合征中国诊疗指南解读 [J]. 实用妇产科杂志，2018，34（10）：737-741.

[5]　中华医学会妇产科学分会内分泌学组及指南专家组. 多囊卵巢综合征中国诊疗指南 [J]. 中华妇产科杂志，2018，53（1）：2-6.

[6]　BANASZEWSKA B，PAWELCZYK L，SPACZYNSKI R. Current and future aspects of several adjunctive treatment strategies in polycystic ovary syndrome[J]. Reprod Biol，2019，19（4）：309-315.

[7]　姚颖杰，肖彭莹. 育龄期多囊卵巢综合征治疗研究进展 [J]. 云南医药，2017，38（6）：646-648.

[8]　金惠玲，郭如雅. 多囊卵巢综合征干预治疗的临床研究（附 76 例报告)[J]. 中国医师杂志，2007，9（6）：803-804.

[9]　李艳丽，翟自霞，候小花. 二甲双胍联合达英治疗多囊卵巢综合症的疗效观察 [J]. 临床合理用药杂志，2016，9（20）：67-68.

[10]　LORD J，THOMAS R，FOX B，et al. The central issue? Visceral fat mass is a good marker of insulin resistance and metabolic disturbance in women with polycystic ovary syndrome[J]. BJOG，2006，113（10）：1203-1209.

[11]　FAUSER B C，TARLATZIS B C，REBAR R W，et al. Consensus on women's health aspects of polycystic ovary syndrome（PCOS）：the Amsterdam ESHRE/ASRM-Sponsored 3rd PCOS Consensus Workshop Group[J]. Fertil Steril，2012，97（1）：28-38. e25.

[12]　HAOULA Z，SALMAN M，ATIOMO W. Evaluating the association between endometrial cancer and polycystic ovary syndrome[J]. Hum Reprod，2012，27（5）：1327-1331.

[13]　HE F F，LI Y M. Role of gut microbiota in the development of insulin resistance and the mechanism underlying polycystic ovary syndrome：a review[J]. J Ovarian Res，2020，13（1）：73.

[14]　李昕. 多囊卵巢综合征心理问题及管理 [J]. 中国实用妇科与产科志，2019，35（3）：295-297.

[15]　COONEY L G，DOKRAS A. Depression and anxiety in polycystic ovary syndrome：etiology and treatment[J]. Curr Psychiatry Rep，2017，19（11）：83.

（王金娟　哈灵侠）

第二节 多囊卵巢综合征与子宫内膜病变

PCOS 是育龄期女性最常见的妇科内分泌疾病，远期并发症包括代谢综合征、心血管疾病、子宫内膜癌（endometrial carcinoma，EC）等[1]。子宫内膜病变在妇科疾病中很常见，临床主要表现为闭经、月经稀发或功能性子宫出血等。PCOS 患者因长期不排卵、内分泌代谢紊乱或卵泡发育不佳引起的黄体功能缺陷导致子宫内膜病变风险增加，表现出不同程度的增殖性改变，如单纯型增生、非典型增生，甚至最终发展为 EC[2]。

一、PCOS 患者常见子宫内膜病变类型

PCOS 患者因排卵障碍引起黄体功能缺陷使子宫内膜失去正常的周期性改变，致子宫内膜病变，可分为以下 3 种类型。

（一）单纯性增生

子宫内膜腺体过度增生，腺体和间质比例高于增殖期内膜，但无明显的细胞不典型；PCOS 患者子宫内膜长期受雌激素刺激而无孕激素拮抗，子宫内膜不同部位雌激素水平不同，造成对雌激素受体效应差异，以致局部子宫内膜过度增生而形成息肉；患者常表现为月经周期频率、规律性、经量和经期的改变，以及经间期出血、贫血、宫腔息肉及不孕症等。

（二）非典型增生

子宫内膜增生伴有细胞不典型，发生 EC 的风险较高，属于癌前病变；患者常见的临床表现有不规则阴道流血、阴道异常排液、下腹痛等，如不及时治疗，可能会使病情进一步加重。

多囊卵巢综合征的代谢紊乱与健康管理——基层医生能力提升手册

（三）子宫内膜癌

子宫内膜腺体高度异常增生，癌细胞异型性明显；患者早期没有明显症状，中晚期可能会出现阴道不规则流血、血性分泌物、下腹痛、身体消瘦等。根据与雌激素的关系，将 EC 分为雌激素依赖型（Ⅰ型）与非雌激素依赖型（Ⅱ型）。①雌激素依赖型：此型多见，均为内膜样腺癌，占早期 EC 的 75%，多由子宫内膜非典型增生发展而来，雌激素受体、孕激素受体多阳性；PCOS 相关 EC 多表现为此型。②非雌激素依赖型：此型少见，其病理改变主要有浆液性乳头状癌、透明细胞癌和黏液性癌。

二、PCOS 导致子宫内膜病变的影响因素

PCOS 是一种与内分泌、生殖功能、心理健康密切相关的综合征，不仅影响排卵功能，而且其引发的内分泌代谢紊乱常常导致子宫内膜发生不同程度的增生及异常改变，此类患者患 EC 的概率较高[3]。

（一）雌激素

PCOS 患者因排卵障碍致子宫内膜缺乏孕激素对抗，长期单一雌激素刺激使子宫内膜细胞增殖，同时机体免疫功能异常，免疫系统对异常细胞的识别功能降低，使异常细胞出现不同程度的增生甚至癌变。PCOS 患者无排卵导致体内雌激素水平降低，使子宫内膜修复能力减退，影响胚胎着床，增加女性患不孕症的风险。此外，子宫内膜受持续雌激素刺激，可促使其雌激素受体表达增多，从而增加子宫内膜对雌激素的反应性。研究发现[4]，PCOS 中无排卵型子宫内膜占 97%，子宫内膜增生发生率为 41%，其中 15% 发生非典型增生，6% 发生 EC，提示 PCOS 持续无排卵导致雌激素持续作用是子宫内膜异常增生的主要原因。

（二）高雄激素血症

HA 是 PCOS 患者重要的临床特征，与患者的排卵障碍、肥胖、糖脂代

谢紊乱有关。近年来，研究发现 HA 与雌激素、IR、氧化应激的交叉作用 [5] 在子宫内膜增生、EC 的发生和发展中发挥着重要作用 [6]。PCOS 患者体内雄激素水平升高，在芳香化酶的作用下转化为雌激素，促进子宫内膜细胞增殖。

（三）胰岛素抵抗

胰岛素不仅调节糖代谢，还是一种重要的生长调节因子，具有促进细胞增殖、抑制细胞凋亡等多种作用。大约 85% 的 PCOS 患者合并 IR，其中，肥胖 PCOS 患者合并 IR 者约占 95%，正常体重 PCOS 患者合并 IR 约占 75%[7]。研究发现 [8]，PCOS 患者的稳态模型评估 – 胰岛素抵抗指数（HOMA-IR）高于健康人群，而且在 PCOS 组中，子宫内膜增生病变者的 HOMA-IR 显著高于子宫内膜正常者，提示 IR 与子宫内膜异常增生关系密切。胰岛素作为体内重要的生长调节因子，通过调节子宫内膜中胰岛素相关关键蛋白的表达或磷酸化，诱导子宫内膜增生，抑制子宫内膜细胞凋亡 [9]，导致子宫内膜非典型增生甚至癌变。此外，IR 及代偿性升高的胰岛素作用于肾上腺及卵巢的相关受体，刺激雄激素分泌增加，上调子宫内膜间质细胞中芳香化酶的活性，促进雄激素向雌激素转化；加之 IR 抑制血清 SHBG 水平，进一步导致具有活性的雌激素水平增加，从而促进子宫内膜的增生 [10]。

（四）肥胖

肥胖作为一种独立因素，影响多种疾病及肿瘤的发生和发展。研究发现，体重指数（BMI）每增加 $5\ kg/m^2$，发生 EC 的风险增加 60%[11]。肥胖组 PCOS 患者雄激素水平、空腹胰岛素水平、IR 程度均高于非肥胖组 PCOS 患者，月经不规律的发生概率更高 [12]。对于绝经前妇女，肥胖可导致排卵障碍而影响孕激素分泌，使子宫内膜持续处于增殖状态；PCOS 患者肥胖率高，脂肪组织对芳香化酶水平及其活性的正性调节和对 SHBG 的负性调节均增加了雌激素合成，进而导致子宫内膜病变 [13]。

（五）慢性炎症

研究表明，慢性炎症是 PCOS 的主要病理表现之一，但无红肿热痛等特征性炎症表现。其主要表现为体内炎症反应物，如 C 反应蛋白、白细胞、淋巴细胞增加，以及血脂代谢异常。研究发现 PCOS 超重组（BMI $\geqslant 23\ kg/m^2$）主要表现为血脂代谢异常和白细胞水平升高，PCOS 体重正常组（BMI $< 23\ kg/m^2$）主要表现为外周血中淋巴细胞升高[14]。随着研究的深入，有学者发现炎性细胞因子在子宫内膜增生中有所表达[15]，提示炎症变化可能是促进子宫内膜增生病理进展的因素。炎症可导致细胞过度分裂，基因突变增加，细胞凋亡减少，从而向肿瘤转变。Okamura Y 等[16]研究发现炎症因子会促进子宫内膜复杂性和非典型增生，可能导致子宫内膜发生癌变。

三、早期识别子宫内膜病变的高危因素

临床上，对于哪些 PCOS 患者我们需要关注有无子宫内膜病变？PCOS 患者发生子宫内膜病变的高危因素有：①长期月经不规律；②肥胖；③三高：高血压、高血糖、高血脂；④患不孕症或未曾生育者；⑤长期使用外源性单一雌激素者；⑥恶性肿瘤家族史。因此，在 PCOS 治疗前，针对超声检查提示子宫内膜异常增厚或内膜异常回声的患者，应在宫腔镜下进行子宫内膜活检，以排除子宫内膜病变。

四、PCOS 合并子宫内膜病变的处理

对于存在以上高危因素的 PCOS 患者，应积极减重、加强锻炼，进行体重管理，同时调整月经周期，控制血压、血糖、血脂等代谢紊乱。对于有 EC 家族史的患者应进行遗传咨询。

（一）子宫内膜单纯性增生的管理

1. 药物治疗

孕激素是治疗子宫内膜单纯性增生的首选药物。

口服孕激素：包括连续治疗和后半周期治疗两种方案，二者治疗子宫内膜增生的完全缓解率相似，为 70% ～ 80%[17]。连续治疗为每天服用药物；后半周期治疗从月经周期第 11 ～ 16 天开始服药，每个周期用药时间为 12 ～ 14 天。连续治疗和后半周期治疗的每天药物剂量及治疗周期数相同。具体方案包括：醋酸甲羟孕酮 10 ～ 20 mg/d，醋酸甲地孕酮 40 mg/d，地屈孕酮 20 mg/d，炔诺酮 15 mg/d[18]。

左炔诺孕酮宫内节育系统［曼月乐环（LNG-IUS）］：与口服孕激素相比，其治疗子宫内膜单纯性增生的缓解率更高、复发率更低、不良事件更少[19]，是孕激素治疗的一线方案。不接受或不适合 LNG-IUS 的患者可考虑其他孕激素治疗。

口服孕激素应至少使用 3 ～ 6 个月，LNG-IUS 可长期使用、定期更换。治疗期间建议每 6 个月行超声检查和子宫内膜病理检查以评估疗效[20]。连续 2 次、间隔 6 个月的组织学病理检查均无异常时，可考虑终止子宫内膜病理评估。如药物治疗 6 个月仍未获得完全缓解，可在充分知情的基础上决定是否继续当前治疗[20]。如药物治疗 12 个月仍未获得完全缓解，应考虑改用其他治疗方案[21]。

2. 手术治疗

子宫全切除术是子宫内膜单纯性增生最常用的手术方案[22]。手术指征包括：随访中进展为子宫内膜非典型增生或 EC；药物治疗 12 个月后仍未获得完全缓解；药物规范治疗后复发、不愿再接受药物治疗；治疗后仍有持续异常子宫出血；拒绝随访或药物治疗等[21]。

（二）子宫内膜非典型增生的管理

1. 药物治疗

适用于有强烈生育要求、年龄＜ 45 岁，依从性良好，能按时随访并定期行子宫内膜病理检查的患者。治疗方法包括 LNG-IUS、口服醋酸甲地孕酮（160 mg，1 次 / 天或 2 次 / 天）、口服醋酸甲羟孕酮（500 mg，1 次 / 天）[22]。

与口服孕激素相比，LNG-IUS 治疗后的完全缓解率更高、复发率更低[23]。

子宫内膜非典型增生获得完全缓解的中位时间为 6 ～ 7 个月，治疗 12 个月时大多数患者可获得完全缓解[24]。治疗期间每 3 个月进行 1 次子宫内膜病理评估，根据子宫内膜对药物的反应情况调整治疗剂量或治疗方案，直到连续 2 次子宫内膜活检病理未见病变[25]。获得完全缓解后可积极妊娠，如采用监测排卵、药物促排卵等。有辅助生殖技术（ART）指征的患者可积极行 ART 助孕治疗，完成生育后推荐行子宫全切除术。药物治疗期间可进行生活方式干预、积极去除导致内膜病变的危险因素，如积极减重、治疗排卵功能障碍等。

2. 手术治疗

全子宫＋双侧输卵管切除术是子宫内膜非典型增生且无生育要求患者的首选方案。对于需要保留生育功能、接受保守治疗的患者，出现下述情况时建议行子宫全切除术：①子宫内膜非典型增生规范治疗 12 个月后病灶持续存在或进展；②孕激素规范治疗后复发且没有生育意愿；③异常子宫出血症状持续存在；④不能进行随访或不能坚持药物治疗[26]。

（三）早期子宫内膜癌的管理

PCOS 是年轻女性发生 EC 的重要原因，且常合并不孕症。约 80% 的年轻 EC 患者为 I 型，分化良好。随着 EC 平均发病年龄年轻化，且患者对于生育力保护需求的不断上升，如何在治疗中保存患者生育力成为亟待解决的问题。对于有生育要求的年轻早期 EC 患者，可以采用保留生育功能治疗。但应重视治疗前及治疗中的综合评估、治疗方案的选择和随访，根据病情变化，及时调整治疗策略，重视肿瘤的预后，保障患者生命安全。

早期 EC 保留生育功能治疗需完全满足以下条件：①年龄≤ 40 岁，有强烈的生育愿望；②病理组织类型为子宫内膜样腺癌，高分化（G1）；③影像学检查证实肿瘤局限在子宫内膜；④ ER、PR 均阳性表达；⑤分子分型为非特殊分子亚型；⑥无孕激素治疗禁忌证；⑦治疗前经遗传学和生殖医学专家评估，无其他生育障碍因素；⑧签署知情同意书，并有较好的随访条件。

1. 药物治疗

首选孕激素，最常用的孕激素是醋酸甲羟孕酮（250～500 mg/d）和醋酸甲地孕酮（160～320 mg/d）。治疗期间根据症状、不良反应和子宫内膜厚度的变化在上述范围内调整剂量。一般用药后 12 周起效，多数病例用药 6 个月后子宫内膜病变能够逆转，达到完全缓解。患者无法耐受大剂量孕激素治疗、有孕激素治疗禁忌、治疗效果欠佳或 BMI 过大时（如 ≥ 30 kg/m²），可选用以下方案治疗：① LNG-IUS 联合促性腺激素释放激素激动剂（GnRH-agonist，GnRH-a）（3.6 mg/3.75 mg，每 28 天皮下注射 1 次）；② GnRH-a 联合芳香化酶抑制剂，如来曲唑（2.5 mg，1 次/天）[27]；③中药辅助治疗。

2. 手术治疗

宫腔镜下切除病灶组织，可与药物治疗联合使用，目的是尽量减少肿瘤负荷，提高疗效，缩短达到完全缓解所需时间。建议有经验的医生操作、冷刀切除、缩短操作时间并调低膨宫压力。尽量保护子宫内膜，防止医源性肿瘤扩散，并预防宫腔粘连。

3. 一般治疗

EC 通常合并 2 型糖尿病、高血压和肥胖，需积极治疗合并症。建议调整生活方式并进行必要的体重管理，控制 BMI ≤ 24 kg/m²，可提升疗效并改善妊娠结局[28]。

对于接受保留生育功能治疗的 EC 患者，必须从治疗第 3 个月开始进行每 3～6 个月 1 次的严密随访，当患者达到完全缓解后，积极助孕，根据不同情况实施个体化助孕方案。有自然排卵和规律月经者可期待自然妊娠 3～6 个月。期待妊娠时间不宜过长，3～6 个月后仍未妊娠者应及时予以相应的检查或采用辅助生殖技术。对于存在子宫内膜病变前不孕症病史的患者，应尽快明确不孕症的病因，进行有针对性的治疗。助孕时，尽量缩短子宫内膜病变完全缓解到妊娠的时间，并随时注意子宫内膜情况，及时发现病变复发的问题。

符合下列任何情况之一者，应停止保留生育功能的治疗，并行手术治疗，是否保留卵巢取决于患者年龄和病变风险：①有确切证据证实疾病进展者；②持续治疗12个月以上，未找到疾病改善方案者；③不再要求保留生育功能或不能耐受保留生育功能治疗者。

五、小结

综上所述，PCOS患者（尤其肥胖型）是子宫内膜增生及EC的高危人群，重视子宫内膜病变的早期筛查对PCOS患者具有重要意义。大部分PCOS合并子宫内膜病变的患者有生育需求，应根据子宫内膜病变的类型，在患者知情同意的原则下最大限度地采取保留生育功能的治疗方案。

参考文献

[1] MACUT D, BACEVIC M, BOZIC-ANTIC I, et al. Predictors of subclinical cardiovascular disease in women with polycystic ovary syndrome：interrelationship of dyslipidemia and arterial blood pressure[J]. International Journal of Endocrinology, 2015, 2015：812610.

[2] TOMICA D, RAMIC S, DANOLIC D, et al. Impact of oestrogen and progesterone receptor expression in the cancer cells and myome trium on survival of patients with endometrial cancer[J]. J Obstet Gynaecol, 2018, 38（1）：96-102.

[3] 段沁芳. 多囊卵巢综合征患者临床内分泌代谢改变对子宫膜病变的影响 [J]. 世界复合医学, 2019, 5（5）：70-72.

[4] 张慧英, 宋学茹. 多囊卵巢综合征患者的子宫内膜病理状态分析 [J]. 中华妇产科杂志, 2007, 43（7）：493-494.

[5] HOLM N S, GLINTBORG D, ANDERSEN M S, et al. The prevalence of endometrial hyperplasia and endometrial cancer in women with polycystic ovary syndrome or hyperandrogenism[J]. Acta Obstet Gynecol Scand, 2012, 91（10）：1173-1176.

[6] PATLOLLA S, VAIKKAKARA S, SACHAN A, et al. Heterogenous origins of hyperandrogenism in the polycystic ovary syndrome in relation to body mass index and insulin resistance[J]. Gynecol Endocrinol, 2018, 34（3）：238-242.

[7] STEPTO N K, CASSAR S, JOHAM A E, et al. Women with polycystic cvary syndrome have intrinsic insulin resistance on euglycaemic-hyperinsulaemic clamp[J]. Hum Reprod, 2013, 28（3）：777-784.

[8] 罗国群, 邓伟芬, 柳倩茹, 等. PCOS 患者子宫内膜病变和胰岛素受体表达的临床研究 [J]. 中国计划生育学杂志, 2013, 21（1）：32-35.

[9] 温煦, 刘凌燕. 胰岛素抵抗型多囊卵巢综合征的发病机制及治疗进展 [J]. 医学研究杂志, 2018, 47（12）：15-18, 21.

[10] 周昕玥, 魏林飞, 张学红. PCOS 子宫内膜容受性障碍的机制与治疗研究进展 [J]. 兰州大学学报（医学版）, 2023, 49（1）：79-86.

[11] NJOKU K, ABIOLA J, RUSSELL J, et al. Endometrial cancer prevention in high-risk women[J]. Best Pract Res Clin Obstet Gynaecol, 2020, 65：66-78.

[12] SACHDEVA G, GAINDER S, SURI V, et al. Obese and non-obese polycystic ovarian syndrome: comparison of clinical, metabolic, rmonal parameters, and their differential response to clomiphene[J]. Indian J Endocrinol Metab, 2019, 23（2）：257-262.

[13] ZENG X, XIE YJ, LIU Y T, et al. Polycystic ovarian syndrome: correlation between hyperandrogenism, insulin resistance and obesity[J]. Clin Chim Acta, 2020, 502：214-221.

[14] 郭瑜. 多囊卵巢综合征患者外周血白细胞计数和血脂代谢变化的临床意义 [J]. 辽宁医学院学报, 2016, 37（4）：30-32.

[15] KUBYSHKIN A V, ALIEV L L, FOMOCHKINA I I, et al. Endometrial hyperplasia-related inflammation: its role in the development and progression of endometrial hyperplasia[J]. Inflamm Res, 2016, 65（10）：785-794.

[16] OKAMURA Y, SAITO F, TAKAISHI K, et al. Polycystic ovary syndrome: early diagnosis and intervention are necessary for fertility preservation in young women with endometrial cancer under 35 years of age[J]. Reprod Med Biol, 2017, 16（1）：67-71.

[17] EMARH M. Cyclic versus continuous medroxyprogesterone acetate for treatment of endometrial hyperplasia without atypia: a 2-year observational study[J]. Arch Gynecol Obstet, 2015, 292（6）：1339-1343.

[18] KIM M K, SEONG S J, PARK D C, et al. Comparison of diagnostic accuracy between endometrial curettage and aspiration biopsy in patients treated with progestin for endometrial hyperplasia: a Korean Gynecologic Oncology Group study[J]. Gynecol Oncol, 2020, 31（4）：e51.

[19] MITTERMEIER T, FARRANT C, WISE M R. Levonorgestrel-releasing intrauterine system

for endometrial hyperplasia[J]. Cochrane Database Syst Rev，2020，9（9）：CD012658.

[20] MOORE E，SHAFI M. Endometrial hyperplasia[J]. Obstet Gynecol Reprod Med，2013，23（3）：88-93.

[21] ARMSTRONG A J，HURD W W，ELGUERO S，et al. Diagnosis and management of endometrial hyperplasia[J]. J Minim Invasive Gynecol，2012，19（5）：562-571.

[22] 陈晓军，杨佳欣，王华英，等 . 子宫内膜非典型增生和早期子宫内膜样癌的保留生育功能治疗及评估的建议 [J]. 中华妇产科杂志，2019，54（2）：80-86.

[23] MANDELBAUM R S，CICCONE M A，NUSBAUM D J，et al. Progestin therapy for obese women with complex atypical hyperplasia：levonorgestrel-releasing intrauterine device vs systemic therapy[J]. Am J Obstet Gynecol，2020，223（1）：103. e1-103. e13.

[24] SIMPSON A N，FEIGENBERG T，CLARKE B A，et al. Fertility sparing treatment of complex atypical hyperplasia and low grade endometrial cancer using oral progestin[J]. Gynecol Oncol，2014，133（2）：229-233.

[25] GUNDERSON C C，FADER A N，CARSON K A，et al. Oncologic and reproductive outcomes with progestin therapy in women with endometrial hyperplasia and grade 1 adenocarcinoma：a systematic review[J]. Gynecol Oncol，2012，125（2）：477-482.

[26] GALLOS I D，KRISHAN P，SHEHMAR M，et al. Relapse ofendometrial hyperplasia after conservative treatment：a cohort study with long-term follow-up[J]. Hum Reprod，2013，28（5）：1231-1236.

[27] ZHANG Z，HUANG H，FENG F，et al. A pilot study of gonadotropinreleasing hormone agonist combined with aromatase inhibitor as fertility-sparing treatment in obese patients with endometrial cancer[J]. Gynecol Oncol，2019，30（4）：e61.

[28] FERNANDEZ-MONTOLI M E，SABADELL J，CONTRERAS-PEREZ N A. Fertility sparing treatment for atypical endometrial hyperplasia and endometrial cancer：a cochrane systematic review protocol[J]. Adv Ther，2021，38（5）：2717-2731.

（牛艳玲　韩灵云）

第四章

多囊卵巢综合征与代谢相关问题

第一节　肥胖与多囊卵巢综合征的"相爱相杀"

小艺从小就胖，出生体重就达到九斤，青春期的她给别人的印象是身材肥胖、大油脸、满脸青春痘及唇角的小胡须，还有不为人知的月经紊乱。婚后数年她一直没有怀孕，而且长期不良生活习惯使她的体重不断增长，也出现了高血压及 IR；反复的节食、运动也没能有效减轻体重。于是小艺来到我们的诊室寻求帮助。

通过上面的小故事，我们已基本了解 PCOS 的主要特征。接下来让我们揭开肥胖与 PCOS 的神秘面纱。

一、肥胖与 PCOS 研究现状

肥胖是由于脂肪组织在体内过度聚集，导致能量平衡紊乱而造成的代谢性疾病。目前肥胖的发生率呈逐年增加的趋势，一项关于我国 1580 万人群横断面真实世界研究显示，超重人群占比为 34.8%，肥胖人群占比为 14.1%。世界肥胖地图也预测，至 2035 年，全球将有超 40 亿人群合并超重 / 肥胖，占全球人口的 51%；同时数据也预测，到 2035 年，中国成年人的肥胖率将达到 18%[1, 2]。研究表明，人体过量的脂肪组织除具有储能作用外，也具有高度生物学活性。在生理及病理作用下，脂肪组织可分泌大量的脂肪因子，广泛参与各种代谢活动及心血管疾病的进展。肥胖会增加糖尿病、高血压、高血脂、阻塞性睡眠呼吸暂停及肿瘤等疾病的发生风险，影响身心健康和降低生活质量，而且肥胖及并发症导致的死亡率也在逐年增加。

目前，肥胖的判定标准在世界不同地区尚不一致。世界卫生组织（World Health Organization，WHO）将成人 $25.0\,\text{kg/m}^2 \leqslant$ 体重指数（BMI）$< 30\,\text{kg/m}^2$

定义为超重，BMI ≥ 30.0 kg/m² 为肥胖[3]。由于遗传易感性及种族特异性，亚裔人群的脂肪含量和分布与西方人存在明显不同[4]。在相同的身体脂肪含量和分布及相同的肥胖合并症或全因死亡发生风险条件下，中国人群的 BMI 水平比西方人群更低。目前中国建议诊断成人超重标准为 24.0 kg/m² ≤ BMI < 28.0 kg/m²，肥胖标准为 BMI ≥ 28.0 kg/m²，采用腰围（男性 ≥ 90.0 cm、女性 ≥ 85.0 cm）诊断成人向心性肥胖[5]。而且在临床实践中，BMI > 24 kg/m² 并伴有 1 ～ 2 种代谢异常的人群即可列入肥胖的干预对象。

临床研究中通过测定 PCOS 患者的 BMI、生殖和代谢实验室评价指标，显示了两种不同的 PCOS 亚型：一种为生殖亚型，特征为黄体生成素（LH）和性激素结合球蛋白（SHBG）水平较高，而 BMI 和胰岛素水平相对较低；另一种为代谢亚型，特征为 BMI、空腹血糖和胰岛素水平较高，SHBG 和 LH 水平较低[6]。由此可见，这 2 种亚型的 PCOS 患者的 BMI 呈现不同的特点。而代谢亚型 PCOS 患者发生肥胖、IR 及高脂血症等代谢综合征的风险相对较高。

随着对 PCOS 发病机制的深入了解，其与肥胖的关系也逐渐明确。一项美国研究统计，PCOS 患者的超重发生率为 24%，而 PCOS 患者的肥胖发生率为 42%。西班牙的一项研究表明，PCOS 患者的超重和肥胖发生率分别为 10% 和 20%。肥胖的 PCOS 患者主要表现为内脏脂肪沉积的向心性肥胖，主要是腰围与臀围的比例增加，即男型肥胖。所谓内脏脂肪是指腹腔内的脂肪组织，有别于皮下脂肪和肌肉内脂肪。内脏脂肪沉积会产生大量细胞因子，促进炎症活性，导致胰岛素抵抗和高胰岛素血症，使 PCOS 女性出现高雄激素血症、稀发排卵或无排卵，也大大增加了脂代谢异常、糖尿病、心血管疾病的风险[7]。而且肥胖是导致 PCOS 女性不孕症的独立危险因素，不仅延长了女性计划怀孕至临床妊娠的时间，也会对女性心理及远期生命质量造成巨大冲击。由此可见，肥胖对 PCOS 女性生殖功能影响深远。

二、肥胖对 PCOS 患者生殖功能的影响

（一）肥胖对 PCOS 患者卵子质量的影响

肥胖型 PCOS 患者存在 IR、高胰岛素血症，通过影响下丘脑－垂体－卵巢轴（HPO）的功能，干扰促性腺激素［LH、卵泡刺激素（FSH）］的分泌，并刺激卵巢和肾上腺产生雄激素，使肝脏合成和分泌 SHGB 减少、血清游离睾酮（T）水平升高，影响卵泡发育及成熟，导致无排卵性不孕 [8，9]。脂肪组织可通过分泌多种脂肪因子调节机体的正常生理活动，参与体内生殖调控、免疫反应、脂质代谢和炎症反应等 [10]。肥胖 PCOS 患者体内的脂肪因子分泌紊乱，出现高瘦素血症及瘦素抵抗。瘦素可直接作用于垂体，抑制 LH 及 FSH 的分泌，从而影响卵泡内激素合成，导致卵子募集障碍及卵子质量下降；同时也会抑制卵泡进一步发育、排卵，导致生育能力降低 [11]。当肥胖 PCOS 患者体重下降 7%～15%，可改变 IR 及向心性肥胖的程度，从而恢复排卵，80% 的患者月经周期有效改善，29% 的患者成功妊娠。

（二）肥胖对 PCOS 患者子宫内膜的影响

肥胖影响 PCOS 患者子宫内膜容受性，影响胚胎植入。研究表明，子宫内膜在胚胎植入的窗口期可生成白细胞抑制因子（leukocyte inhibitory factor，LIF）、整合素 αvβ3、白细胞介素 -1（IL-1）等大量细胞因子，这些细胞因子在子宫内膜窗口期定位明确，可促进子宫内膜间质细胞的蜕化，调控胚胎的黏附及植入。机体内的瘦素通过调节这些细胞因子在子宫内膜上的表达，提高子宫内膜容受性，促进胚胎植入。肥胖 PCOS 患者体内的高瘦素水平会影响这些细胞因子在子宫内膜上的周期性表达和蜕膜组织血管的生成，不利于胚胎的植入，导致流产的发生 [12]。另外，由于肥胖 PCOS 患者缺乏排卵后的孕激素拮抗，子宫内膜长期受雌激素影响，可表现为不同程度的增生性改变，包括子宫内膜单纯性增生和子宫内膜非典型增生，增加了子宫内膜癌的发生风险。这种内膜异常同样也可降低 PCOS 患者的子宫内膜容受性，影响胚胎的着床 [13]。由此可见，肥胖可对 PCOS 女性生育能力造成负面影响。

三、肥胖对 PCOS 患者代谢功能的影响

（一）肥胖对 PCOS 患者糖代谢的影响

PCOS 患者的代谢综合征发生率为 33.4% ～ 46.0%，较正常体重者明显增加。肥胖是 PCOS 患者出现糖代谢异常的主要原因。糖耐量异常和 2 型糖尿病患者占肥胖 PCOS 女性的 31.1% 和 7.5%。肥胖 PCOS 患者的脂肪组织沉积在内脏，脂肪细胞增大而细胞表面的受体数目减少，机体为维持正常血糖浓度，刺激胰岛 β 细胞代偿性分泌更多的胰岛素，是导致 IR 及高胰岛素血症的重要原因 [14]。另外，肥胖患者体内游离脂肪酸较多，导致大量的脂肪因子及促炎性细胞因子的分泌，这些因素可通过不同途径降低机体的胰岛素敏感性，促进 IR 的发生，长期、持续的糖代谢紊乱环境最终可导致糖尿病的发生和发展 [15]。

（二）肥胖对 PCOS 患者脂代谢的影响

肥胖 PCOS 患者中大约 70% 有脂代谢异常，最主要的脂质异常包括高密度脂蛋白的降低和甘油三酯水平的增加 [16]。肥胖 PCOS 患者体内 IR 是导致脂代谢紊乱的重要原因。其机制可能包括：①发生 IR 时，胰岛素对甘油三酯脂肪酶的抑制作用减弱，脂肪动员增加，导致游离脂肪酸升高，游离脂肪酸又为肝脏合成内源性甘油三酯提供原料；② IR 导致血糖利用障碍，血糖水平升高，过高的血糖水平成为肝脏合成内源性甘油三酯的底物，导致甘油三酯升高。上述机制是 IR 通过影响甘油三酯的水平造成脂代谢紊乱。另外，肥胖又可导致 PCOS 患者血清中胰岛素、雄激素、瘦素水平升高，在它们的联合作用下进一步加重脂代谢紊乱 [17]。

（三）肥胖对 PCOS 患者心血管系统的影响

PCOS 是心血管疾病发病的独立危险因素。肥胖 PCOS 患者的心血管疾病发生率更高。肥胖可直接导致 PCOS 患者心血管系统代谢增强、心排出量增加、左心室肥厚，导致心脏舒缩功能障碍，肾素 - 血管紧张素 - 醛固酮系

统（RAAS）活性增强，引起血压升高。另外，肥胖 PCOS 患者体内的高胰岛素血症可导致血管功能改变与代谢紊乱，也会引起高血压。高胰岛素水平使肾脏钠离子重吸收增加，醛固酮分泌增加，导致胰岛素抵抗和交感神经兴奋，从而升高血压[18]。肥胖除了对 PCOS 患者心血管系统造成负面影响，也会导致患者发生动脉粥样硬化。同时，肥胖可引起 PCOS 患者纤溶酶原激活物抑制物、组织纤溶酶原活性抗原及血清细胞黏附分子水平增加，增加女性血液黏滞度，导致女性发生下肢静脉血栓的概率明显增加。总之，肥胖 PCOS 女性发生胰岛素抵抗、2 型糖尿病、血脂异常、代谢综合征和心血管疾病的风险明显升高[19, 20]。

四、肥胖对 PCOS 患者妊娠的影响

我国对孕期肥胖的推荐值为孕期增重 > 15 kg 或孕期 BMI 增幅 ≥ 6 kg/m^2[21]。肥胖 PCOS 患者孕期体重控制非常重要。

（一）肥胖 PCOS 患者与 GDM

肥胖除了引起 PCOS 患者内分泌代谢紊乱，还与 PCOS 女性的不良妊娠结局有关。研究认为，PCOS 患者妊娠后患糖尿病的概率为 21%，而超重 / 肥胖 PCOS 患者发生 GDM 的概率为 33%[22]。肥胖 PCOS 患者脂肪堆积，导致内分泌代谢紊乱，使得妊娠中晚期体内抗胰岛素样物质增加，如胎盘催乳素、雌激素、孕激素、胎盘胰岛素酶及皮质醇等都具有拮抗胰岛素的作用。它们可使胰岛素敏感性下降、糖耐量减低，加重胰岛素抵抗，最终导致胰岛 β 细胞失代偿，增加 GDM 的发病风险。GDM 可能导致巨大儿、胎儿窘迫、胎死宫内的发生，对母儿安全造成严重威胁[23, 24]。

（二）肥胖 PCOS 患者与 PIH

PIH 在 PCOS 患者中发生率约为 5%。而肥胖和孕期体重增长过快可明显增加 PIH 的发生风险。肥胖 PCOS 患者体内的胰岛素抵抗会减少一氧化氮（NO）的生成，抑制前列腺素的释放，使外周血管阻力增加，导致血压升高。

还有一种机制认为，肥胖 PCOS 患者的高脂血症及脂质过氧化可能损伤血管内皮细胞功能，改变血管张力和血流动力学，激活凝血因子和血小板，影响血管的通透性，从而发生 PIH 的病理改变[25]。PIH 是严重的产科并发症，可导致胎盘早剥、子宫收缩乏力、胎儿生长受限、胎儿窘迫的发生率明显升高，严重威胁母儿安全。

除此以外，由于孕前肥胖或孕期超重，盆腔脂肪堆积、腹壁脂肪增厚，导致腹壁肌、肛提肌收缩力量减弱，分娩时宫缩乏力，容易出现产程延长、胎头下降延缓及阻滞，胎儿娩出困难、胎儿宫内窘迫，阴道助产的失败率升高，剖宫产率增加[26]。

五、肥胖对 PCOS 患者子代的影响

肥胖对 PCOS 子代的影响是多方面的。首先胎儿暴露于高浓度雄激素环境容易导致体内脂肪蓄积量增加，是发生巨大儿的重要因素，且随着巨大儿的发生率增加，新生儿低血糖的发生率也相应上升[21, 27]。而且肥胖孕妇的妊娠合并症易造成胎儿宫内缺氧，引发新生儿窒息、死胎、死产等，直接影响新生儿生命健康。另外，孕前 PCOS 患者超重和肥胖可导致新生儿先天性出生缺陷风险明显增加，包括胎儿神经管畸形、脊柱裂、脑积水、心血管畸形、唇腭裂、肛门闭锁、脑积水、少肢畸形等。远期来看，妊娠前超重和肥胖孕妇的子代，发生肥胖和代谢综合征的风险显著增加。子代成年期心血管疾病、冠心病及 2 型糖尿病患病风险均增加；并且子代远期发生行为、认知及情感障碍的风险增加[28]。

六、肥胖 PCOS 患者的管理

综上所述，肥胖对 PCOS 患者危害巨大，因此 PCOS 患者体重管理迫在眉睫。通过以下几种减重方式，可对肥胖 PCOS 患者的体重进行长期有效的管理。

（一）改善生活方式

生活方式干预被认为是 PCOS 的一线治疗方式，其中认知行为改变是 PCOS 患者长期体重管理的关键[29]。"饮食＋运动＋认知行为"的生活方式干预，一方面可实现减重并长期保持，另一方面可直接缓解 PCOS 患者体内胰岛素抵抗、高脂血症等代谢异常状态，改善月经紊乱、多毛症、痤疮等症状，并且有利于恢复排卵，辅助不孕症治疗。同时也可预防远期并发症，如糖尿病、心血管疾病等，提高患者生活质量[30]。

体重控制是 PCOS 患者促排卵治疗的首要步骤，以下总结了国内外关于肥胖 PCOS 的减重指南。

①肥胖 PCOS 患者体重降低 5% 或更多，就能改变或减轻月经紊乱、多毛症、痤疮等症状，并有利于不孕症的治疗。

②肥胖 PCOS 患者体重降低 5% ~ 7%，可以使 60% 的肥胖合并糖耐量异常患者转化为糖尿病的风险降低。超重／肥胖 PCOS 女性体重降低 5% ~ 10%，可明显降低心血管疾病的发生风险。

③改善生活方式为一线治疗方法，尤其对于超重和肥胖的青春期 PCOS 患者。减轻体重不宜过快，应循序渐进，以不影响青春期正常生长发育为原则。

④肥胖 PCOS 患者长期目标为体重降低 10% ~ 20%，目标为腰围不超过 80 ~ 88 cm。且认为 6 个月内减重达到 5% ~ 10%，视为减肥成功，有显著的临床效果。

⑤对于合并超重或肥胖的 PCOS 患者，经过生活方式干预治疗，体重下降幅度小于基础体重的 5%，建议在二甲双胍基础上联用或改用脂肪酶抑制剂。

（二）生活方式干预之饮食调节

饮食调节是肥胖 PCOS 患者的重要管理方式。南京中医药大学的研究发现饮食调节可以明显改善肥胖 PCOS 患者 IR、代谢指标、体重、体脂及腰围等 [31]。但饮食调节不代表简单的减肥，不合理的饮食不但不会改善体重，甚至可能因营养不均衡损害健康。

以下为几种肥胖 PCOS 患者的减肥误区：

误区一：将 PCOS 患者的肥胖与普通肥胖混为一谈。肥胖、高雄激素血症及胰岛素抵抗是 PCOS 患者的"病理三角"。三者相辅相成，相互作用，是导致 PCOS 患者代谢紊乱的罪魁祸首。因此，PCOS 患者减重，不仅要消耗多余的能量，而且要注意胰岛素抵抗和高雄激素的平衡和改善 [32]。

误区二：过度节食。当 PCOS 患者开始进行节食减肥时，主要通过减少碳水化合物、脂肪及蛋白质的摄入，降低机体每天所需要的能量。短时间可能会有一定的效果。但长时间的节食，会使机体误认为身体在遭受"饥荒"，从而启动低代谢模式。长此以往会导致机体基础代谢率下降，出现所谓的"易胖体质"，机体摄入适量的食物也会导致热量超标，而引起体重"反弹"。

针对肥胖 PCOS 患者，正确的饮食方式是减肥的重中之重。通过制订针对肥胖 PCOS 患者的正确、系统性的饮食干预计划，形成合理膳食习惯，对其体重进行长期有效的管理，从而达到正确的减重。接下来，将介绍几种针对肥胖 PCOS 患者的饮食减重方式。

1. 限制卡路里饮食

限制卡路里饮食模式，顾名思义，就是限制身体对卡路里（热量）的摄入总量，让卡路里的摄入小于消耗，通过制造热量差，来达到减肥的目的。临床上多项研究表明，限制卡路里饮食可有效控制肥胖 PCOS 患者的体重，对改善经期紊乱、高雄激素、IR 和慢性炎症都有帮助 [33]。限制卡路里饮食的搭配原则如下。

（1）控制食物摄入量是控制热量的最基本方法。我们可以通过使用小盘子、慢慢咀嚼、减少零食等方式来控制食物摄入量。此外，我们还可以在餐前喝一杯水来降低食欲，从而减少食物摄入量。

（2）选择低热量食物。我们可以选择蔬菜、水果、全麦面包、瘦肉等低热量食物来代替高热量食物。此外，我们还可以选择低脂、低糖、低盐的食品，以减少热量的摄入。

（3）控制食物的烹饪方式也会影响热量的摄入。我们可以选择蒸、煮、烤等低热量的烹饪方式，而避免使用油炸、煎炒等高热量的烹饪方式。

（4）控制饮料的热量。饮料也是我们日常饮食中容易忽视的热量来源。我们可以选择喝水、茶、咖啡等低热量的饮品，而避免喝含糖饮料、酒精等高热量的饮品。

（5）控制餐后甜点的热量。餐后甜点也是容易让我们摄入过多热量的食物。我们可以选择吃水果、低热量的饼干等代替高热量的甜点，或者减少餐后甜点的摄入量。

2. 地中海饮食

地中海饮食是 20 世纪 60 年代首次确定的膳食模式。其膳食结构特点为：以植物性食物为主，包括全谷类、豆类、蔬菜、水果、坚果等；鱼、家禽、蛋、乳制品适量；红肉及其产品少量；以橄榄油作为油脂的主要来源，并适量饮用红葡萄酒。与常规饮食相比，地中海饮食能够预防心血管疾病，并改善胰岛素抵抗及腹型肥胖，有效降低超重 / 肥胖者、糖尿病和 PCOS 患者的体质量[34]。地中海饮食的搭配原则。

（1）以种类丰富的植物性食物为基础，包括大量水果、蔬菜、五谷杂粮、豆类、坚果等。

（2）对食物的加工尽量简单，并选用当地、应季的新鲜蔬果作为食材，避免微量元素和抗氧化成分的损失。

（3）烹饪时用植物油（含不饱和脂肪酸）代替动物油（含饱和脂肪酸）

及各种人造黄油，尤其提倡用橄榄油。

（4）脂肪占膳食总能量的 35%，饱和脂肪酸只占 7%～8%。

（5）适量吃一些奶酪、酸奶类的乳制品，最好选用低脂或者脱脂的。

（6）每周吃两次鱼或者禽类食品。

（7）一周最多吃 7 个鸡蛋，包括各种烹饪方式。

（8）用新鲜水果代替甜点、蜂蜜、糖果等食品。

（9）每月最多吃 3 次红肉，总量不超过 7～9 两（340～450 g），而且尽量选用瘦肉。

（10）适量饮用红酒，最好进餐时饮用，避免空腹。女性每天饮红酒不超过 150 mL。

（11）除平衡的膳食结构之外，地中海式饮食还强调适量、平衡的原则，保持健康的生活方式、乐观的生活态度，每天坚持运动。

3. DASH 饮食

DASH 饮食（音译"得舒饮食法"）的全名是"Dietary Approaches to Stop Hypertension"（终止高血压饮食）。DASH 饮食最早是由美国国立心肺及血液研究所在 1994 年提出的一项有助于终身维护心脏健康的膳食计划[35]。提出 DASH 饮食法的目的是降低高血压的风险，但近年来越来越多的研究认为 DASH 饮食法对高脂血症、糖尿病等代谢性疾病的改善也有重要的作用。由于 DASH 饮食模式富含镁、钙，可有效改善 PCOS 患者体内慢性炎症，对改善经期紊乱、高雄激素血症、胰岛素抵抗都有明显帮助。因此，DASH 饮食也是肥胖 PCOS 患者的一种选择[36]。DASH 饮食是一种温和的植物源饮食方式，主要包括大量的蔬菜、水果和全谷物，适量的低脂奶制品和瘦肉，同时减少饱和脂肪酸、盐及酒精的摄入，见表 4-1。

表 4-1 DASH 饮食

食物	份数	分量	建议
谷类	7～8 份 / 天	1/4 碗米饭或半碗面、粥或 1 片面包	全谷类为主
蔬菜	4～5 份 / 天	100 g 生菜或半碗熟菜	每天至少 2 份绿色蔬菜
水果	2～3 份 / 天	拳头大小	新鲜水果
奶制品	2～3 份 / 天	240 mL 牛奶或一杯酸奶	低脂或脱脂奶制品
肉类	≤2 份 / 天	90 g 瘦肉或鱼	减少红肉，蒸煮烹饪
坚果、豆类	4～5 份 / 周	1/3 杯坚果或 1/2 豆制品	适量，不要炸、炒
油	2～3 份 / 天	一茶匙植物油	植物油为主，避免动物油

注：每天钠盐摄入量不超过 5 g。

（三）生活方式干预之运动的正确打开方式

肥胖 PCOS 患者减重的另一个主要方式就是运动。俗语"管住嘴，迈开腿"，适当的锻炼不仅可以减重，还可以改善胰岛素抵抗，提高机体代谢率。肥胖 PCOS 患者如何进行正确的运动？下面我们一探究竟。

运动分为力量型无氧运动和提高心率的有氧运动。PCOS 患者更适合有氧运动，因为高强度的无氧运动会促进机体雄激素的分泌，不利于 PCOS 患者病情缓解。无氧运动主要为健身房的器械训练。而较为适合 PCOS 患者减重的有氧运动方式包括慢跑、游泳、跳舞、骑自行车、滑冰、打太极拳等。坚持有氧运动能充分提高机体糖原代谢，消耗体内脂肪，改善心肺功能。有氧运动是脂肪持续性燃烧的过程，每天坚持 30 分钟至 2 小时的有氧运动，不仅能有效的减脂，而且能缓解 PCOS 患者紧张、焦虑的不良心态，产生积极向上的情绪。对于肥胖 PCOS 患者，每周尽量控制有氧运动的频率在 3～5 天。

（四）行为干预

Oliver-Williams 博士曾说："PCOS 是一种令人痛苦的状况。"这不仅是因为它会影响生育，而且会导致焦虑和抑郁。肥胖 PCOS 患者减重失败的一个主要原因就是患者承受了太多的生理及心理压力。长期的心理压力会导致脂肪细胞分泌大量炎症因子，也会导致机体出现皮质醇升高及胰岛素抵抗等情况。这些都是肥胖 PCOS 患者减肥路上的"绊脚石"。在对 PCOS 患者实施行为干预时，应与患者进行积极有效的沟通，使患者能够对疾病树立正确的认识，并且能够充分认识到生活方式的改变在其临床症状改善和健康水平的提升中发挥的重要作用；同时，还应在对患者进行积极心理疏导的过程中，消除患者的焦虑、恐惧等不良的心理情绪，摒弃以往生活中存在的不良生活习惯，提高疾病治愈的信心，以积极的心态面对生活。

（五）药物治疗

通过调整生活方式减少体脂的治疗是肥胖 PCOS 患者的基础治疗方案。通过基础治疗体重控制不佳的 PCOS 患者可以选择药物治疗来控制血糖、调节机体脂质代谢，进而达到减重的效果。下面介绍几种肥胖 PCOS 患者常用的体重控制药物。

（1）二甲双胍是一种胰岛素增敏剂，能抑制肠道葡萄糖的吸收、肝糖异生和肝糖原输出，增加组织对葡萄糖的摄取、利用，提高胰岛素敏感性，有降低高血糖的作用，但不降低正常血糖。主要适用于 PCOS 伴胰岛素抵抗的患者。禁忌证是严重肾衰竭、对双胍类药物过敏、存在重大手术史，以及患有组织缺氧疾病、严重感染性疾病、严重外伤、急性代谢性酸中毒的患者。

（2）奥利司他作为一种新型脂肪酶抑制剂，可与胃肠道中的脂肪酶进行不可逆结合，使酶失去活性，从而阻止甘油三酯从食物中分解，改善脂代谢。该药物与二甲双胍联合使用可有效改善肥胖 PCOS 患者脂代谢，减小其 BMI 及腰臀围。常见的不良反应是胃肠道反应，如油性斑点、胃肠排气增多、大便紧急感、脂肪泻、大便次数增多、大便失禁、腹痛/腹部不适、水样便、软便、直肠痛/直肠不适。患慢性吸收不良综合征或胆汁淤积症，及对奥利司他或药物制剂中任何一种其他成分过敏的患者禁用。

（3）司美格鲁肽作为胰高血糖素样肽 1 受体激动剂，可直接刺激下丘脑和后脑，并通过间接激活迷走神经降低食欲，延缓胃排空，增加饱腹感，减少能量摄入，还可以优化肌肉内脂肪，激活脂肪细胞褐变，增加能量消耗，进而降低机体体重。司美格鲁肽可治疗成年人超重和肥胖，能减轻体重、减小腰围，同时还能改善血脂、血糖及血压等代谢相关指标，间接降低心血管疾病的发生风险，且安全性好。主要禁忌证为自身或家族有甲状腺髓样癌病史，或罹患第二型多发性内分泌肿瘤综合征，以及已知对于司美格鲁肽及其他成分过敏。用药期间必须定期复查肝肾功能，避免引起急性肝肾损伤。

（4）阿卡波糖是一种新型口服降糖药。在肠道内竞争性抑制葡萄糖苷水解酶，减少多糖及蔗糖分解成葡萄糖，使糖的吸收相应减缓，起到降低餐后血糖的作用。PCOS 合并糖尿病患者使用阿卡波糖，能有效缓解 IR，降低餐后血糖。阿卡波糖可引起胃肠胀气、肠鸣音、红斑、皮疹、水肿、肠梗阻等不良反应。有明显消化和吸收障碍的慢性胃肠功能紊乱者、患有由于肠胀气可能恶化的疾病患者，以及严重肾功能损害（肌酐清除率 < 25 mL/min）的患者禁用。

（六）减重手术

肥胖 PCOS 患者的管理首先进行包括饮食及运动在内的生活方式管理，其次是药物治疗。但当二者不能达到有效的减重效果，或者反复减重失败，出现病理性肥胖时，选择减重手术能够持续且有效的保持患者的体重减轻。

随着减重手术的不断优化和创新，其手术方式大多可分三类：一是以缩小胃容积，减少摄食量为主，如腹腔镜可调节性胃绑带术和腹腔镜胃袖状切除术；二是切断部分胆管和十二指肠之间的连接而减少营养吸收为主，如胆胰分流术等；三则是以容量限制与吸收不良联合，如 Roux-en-Y 胃旁路术[37]。减重手术不仅可以使肥胖 PCOS 患者体重显著下降，还可以改善代谢紊乱综合征。故减重手术是肥胖 PCOS 患者既往治疗方式的很好的一种补充治疗。

（七）中医减肥

随着中医药研究的发展，中医减肥也逐渐得到社会大众的好评。下面介绍几种中医减重的主要方法。

（1）中医经络减肥：这是一种安全、健康的减肥方式，其原理是通过对穴位的刺激，疏通经络，以调节新陈代谢，从而达到减肥目的。

（2）针灸减肥：其机理主要是调整人体的代谢功能和内分泌功能。常用的针灸穴位有梁丘、公孙、内关等。针刺后能够抑制胃肠的蠕动，并有抑制胃酸分泌的作用，从而减轻饥饿感，达到减肥的目的。

（3）中药减肥：中医学认为，形体肥胖大多由于甘肥太过，油脂黏腻先壅于胃，往往脘腹饱胀，嗳腐吞酸，口味秽浊，舌苔腻。此型肥胖患者，可及早服用山楂、麦芽、茯苓、莱菔子、陈皮、决明子等药以和胃降脂。但肥胖 PCOS 患者若想进行中医药减肥，必须经中医辨证后方可服用，切忌私自用药。

综上所述，肥胖会加重 PCOS 患者的 IR，使生殖和代谢功能恶化，加重 PCO、多毛症、不孕症和妊娠并发症。由此可见，PCOS 与肥胖互为因果，往往形成恶性循环。因此肥胖 PCOS 患者应积极就诊，对肥胖进行长期有效的管理和治疗。

参考文献

[1] CHEN K, SHEN Z, GU W, et al. Prevalence of obesity and associated complications in China: a cross-sectional, real-world study in 15. 8 million adults[J]. Diabetes Obes Metab, 2023, 25（11）: 3390-3399.

[2] World Obesity Federation. World Obesity Atlas 2023 [EB/OL]. https: //data. worldobesity. org/ publications/?cat=19.

[3] PAN X F, WANG L, PAN A. Epidemiology and determinants of obesity in China[J]. Lancet Diabetes Endocrinol, 2021, 9（6）: 373-392.

[4] SUN C, KOVACS P, GUIU-JURADO E. Genetics of body fat distribution: comparative analyses in populations with European, Asian and African ancestries[J]. Genes（Basel）, 2021, 12（6）: 841.

[5] 中国营养学会肥胖防控分会，中国营养学会临床营养分会，中华预防医学会行为健康分会，等 . 中国居民肥胖防治专家共识 [J]. 中国预防医学杂志，2022, 23（5）: 321-339.

[6] 王娇剑，鲁娣，陈然然，等 . 肥胖型 PCOS 患者的生物学特征和临床特征 [J]. 国际生殖健康 / 计划生育杂志，2022，41（3）：230-235.

[7] DUMESIC D A，AKOPIANS A L，MADRIGAL V K，et al. Hyperandrogenism accompanies increased intra-abdominal fat storage in normal weight polycystic ovary syndrome women[J]. J Clin Endocrinol Metab，2016，101（11）：4178-4188.

[8] CONWAY G，DEWAILLY D，DIAMANTI-KANDARAKIS E，et al. The polycystic ovary syndrome：a position statement from the European Society of Endocrinology[J]. Eur J Endocrinol，2014，171（4）：P1-29.

[9] 康桂娟，孔祥玲 . 肥胖对生育和不孕的影响 [J]. 国际生殖健康 / 计划生育杂志，2020，39（4）：329-335.

[10] DOS SANTOS E，DUVAL F，VIALARD F，et al. The roles of leptin and adiponectin at the fetal-maternal interface in humans[J]. Horm Mol Biol Clin Investig，2015，24（1）：47-63.

[11] SPRITZER P M，POY M，WILTGEN D，et al. Leptin concentrations in hirsute women with polycystic ovary syndrome or idiopathic hirsutism：influence on LH and relationship with hormonal，metabolic，and anthropometric measurements[J]. Hum Reprod，2001，16（7）：1340-1346.

[12] LIN X H，LIU M E，XU H Y，et al. Leptin down-regulates γ -ENaC expression：a novel mechanism involved in low endometrial receptivity[J]. Fertil Steril，2015，103（1）：228-235，e3.

[13] TEEDE H J，MISSO M L，COSTELLO M F，et al. Recommendations from the international evidence-based guideline for the assessment and management of polycystic ovary syndrome[J]. Hum Reprod，2018，33（9）：1602-1618.

[14] YILDIZ B O，KNOCHENHAUER E S，AZZIZ R. Impact of obesity on the risk for polycystic ovary syndrome[J]. J Clin Endocrinol Metab，2008，93（1）：162-168.

[15] DUMESIC D A，HOYOS L R，CHAZENBALK G D，et al. Mechanisms of intergenerational transmission of polycystic ovary syndrome[J]. Reproduction，2020，159（1）：R1-R13.

[16] 金荣，顾兴伟 . 肥胖与多囊卵巢综合征的关系研究 [J]. 中国科技信息，2012（5）：87-92.

[17] WILD R A，RIZZO M，CLIFTON S，et al. Lipid levels in polycystic ovary syndrome：systematic review and meta-analysis[J]. Fertil Steril，2011，95（3）：1073-1079. e1-11.

[18] 杨晓萌，江洪 . 多囊卵巢综合征患者心血管疾病相关研究进展 [J]. 中国医药，2021，16（12）：1911-1913.

[19] 杨珺兰，王泽，邹晓燕，等 . PCOS 肥胖脂代谢特点及相关基因研究进展 [J]. 现代妇产科进展，2022，31（5）：377-379，383.

[20] 于乐云，庄婷婵，范曾，等．PCOS不孕患者的临床体征、性激素及糖脂代谢特征分析[J]．临床医学研究与实践，2021，6（30）：30-32.

[21] 王永，张呈玲，刘翠英．肥胖与妊娠期及远期母儿并发症[J]．中国计划生育学杂志，2018，26（11）：1135-1136.

[22] 邓乐静，彭彩群，刘群娣，等．孕前合并有超重／肥胖与多囊卵巢综合征的孕妇妊娠结局分析[J]．现代中西医结合杂志，2016，25（5）：489-492.

[23] 关阳，戴炜，李韵，等．孕期营养教育模式对孕前超重肥胖孕妇体质量变化及妊娠并发症的影响[J]．北京医学，2022，44（4）：370-372.

[24] 王婷婷，付翰林，陈立章，等．中国多囊卵巢综合征患者妊娠并发症发生率的Meta分析[J]．中南大学学报（医学版），2017，42（11）：1300-1310.

[25] 简凤萍，林秀峰，柯玩娜，等．多囊卵巢综合征患者妊娠结局与孕前BMI及孕期体质量增长的相关性[J]．皖南医学院学报，2020，39（6）：544-546.

[26] 张莉，李光辉，张为远．多囊卵巢综合征对超重或肥胖孕妇围产结局的影响[J]．中国实用妇科与产科杂志，2011，27（9）：688-691.

[27] 吴晓燕，李志凌，肖婉芬．胎儿期雄激素过多与多囊卵巢综合征[J]．中华生殖与避孕杂志，2009（4）：249-252.

[28] 张黎锐，郑薇，刘程，等．多囊卵巢综合征孕妇妊娠期增重模式与母儿结局的关系[J]．首都医科大学学报，2021，42（2）：169-176.

[29] 多囊卵巢综合征相关不孕治疗及生育保护共识专家组，中华预防医学会生育力保护分会生殖内分泌生育保护学组．多囊卵巢综合征相关不孕治疗及生育保护共识[J]．生殖医学杂志，2020，29（7）：843-851.

[30] 张以文．多囊卵巢综合征—复杂、多系统的内分泌代谢病[J]．国际妇产科学杂志，2008（5）：307-309.

[31] 宋琴琴．饮食运动干预对超重和肥胖多囊卵巢综合征患者干预效果的研究[D]．北京：北京协和医学院，2016.

[32] SHANG Y，ZHOU H，HU M，et al. Effect of diet on insulin resistance in polycystic ovary syndrome[J]. J Clin Endocrinol Metab，2020，105（10）：dgaa425.

[33] LI C，XING C，ZHANG J，et al. Eight-hour time-restricted feeding improves endocrine and metabolic profiles in women with anovulatory polycystic ovary syndrome[J]. J Transl Med，2021，19（1）：148.

[34] KEYS A，MENOTTI A，KARVONEN M J，et al. The diet and 15-year death rate in the

seven countries study[J]. Am J Epidemiol，1986，124（6）：903-915.

[35] RAFRAF M，MOHAMMADI E，ASGHARI-JAFARABADI M，et al. Omega-3 fatty acids improve glucose metabolism without effects on obesity values and serum visfatin levels in women with polycystic ovary syndrome[J]. J Am Coll Nutr，2012，31（5）：361-368.

[36] GANIE M A，SAHAR T，RASHID A，et al. Comparative evaluation of biomarkers of inflammation among indian women with polycystic ovary syndrome（pcos）consuming vegetarian vs. non-vegetarian diet[J]. Front Endocrinol（Lausanne），2019，10：699.

[37] 邱榕哲. 减重手术对伴有肥胖的多囊卵巢综合征疗效的 Meta 分析 [D]. 福州：福建医科大学，2020.

（殷婷　哈灵侠）

第二节 胰岛素抵抗与多囊卵巢综合征

提到 IR，很多人可能会存在疑惑：IR 就是糖尿病吗？IR 患者是否能正常怀孕？因为它的存在，妊娠的道路上又要多吃一点苦，多遭一点罪。那么 IR 到底是什么，又该怎么打败这个大魔王呢？

一、什么是 IR?

胰岛素是胰岛 β 细胞分泌的一种激素，它通过与胰岛素受体结合，协助血液中的葡萄糖进入细胞，从而降低血糖，产生能量代谢[1]。如果把胰岛素比喻成钥匙，那么胰岛素受体就是锁眼，葡萄糖通道就是大门。正常情况下，这三者相互协调，能使血液中多余的葡萄糖进入细胞，被细胞充分利用或储存。

（一）胰岛素调控葡萄糖的过程

（1）刺激：当我们吃了富含碳水化合物（米、面、糖等）的食物时，血液中的葡萄糖迅速增加。

（2）分泌：胰腺中的胰岛 β 细胞感知到血糖升高后，迅速分泌胰岛素（钥匙），释放到血液中。

（3）吸收：胰岛素（钥匙）与胰岛素受体（锁眼）结合，打开葡萄糖通道（大门），使葡萄糖进入细胞。

（4）降糖：血液中多余的葡萄糖进入细胞内，供细胞使用或储存。

IR 就是胰岛素受体（锁眼）出了问题，胰岛素这把钥匙打不开足够多的葡萄糖通道（大门），导致上升的血糖难以下降。胰腺感知到血液中的葡萄糖水平居高不下时，会分泌更多的胰岛素，引发的后果是血液中的胰岛素维持在较高水平。

胰岛素是个让人又爱又恨的"家伙"，既降血糖，又储存脂肪，一旦水平过高，就引起脂肪储存的增加。而脂肪储存增加之后，会过多消耗血液中的葡萄糖，使葡萄糖水平相对较低。这时，高胰岛素水平和相对较低的葡萄糖水平作用于下丘脑摄食中枢，告诉机体需要进食，患者从而产生饥饿感，并且更倾向于选择高碳水化合物、高能量的食物。如此反复，形成恶性循环，加重 IR，加重血脂代谢异常、脂肪沉积和腹型肥胖。年轻健康女性的 IR 会引发其他危险因素，如糖耐量减低、糖尿病、高血脂、高血压、腹型肥胖和心血管疾病（图 4-1）。

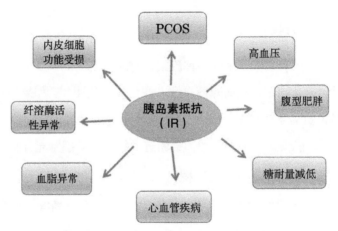

图 4-1　IR 导致代谢综合征的常见病理表现

（二）IR 是糖尿病吗？

IR 是 2 型糖尿病的重要发病机制之一。当胰岛素敏感性下降时，为了达到细胞、组织或器官的正常反应，需要分泌超过正常量的胰岛素。如果胰岛能够产生足够的胰岛素代偿 IR，血糖可以维持正常水平；反之，如果胰岛功能不足以弥补 IR 的缺陷，血糖就会升高并逐渐发展为糖尿病。

因此，IR 并不等同于糖尿病。在发生 IR 初期，或者有 IR 高风险的人群，通过合理的饮食、运动、减重、降压和调脂等手段，完全可能早期预防或减少其对机体的不良影响，从而预防糖尿病。

（三）IR 与 PCOS 相关吗？

PCOS 患者普遍存在 IR，发生率为 50%～70%。PCOS 患者 IR 的治疗方法主要包括调整生活方式、药物治疗和外科治疗。治疗目的在于减轻体重、改善代谢异常、恢复生殖和排卵功能。除了常规的减轻体重、增加胰岛素敏感性、降压、降脂之外，还需要应用药物进行抗高雄激素血症、调整月经周期和促排卵等治疗。

（四）如何知道自己是否存在 IR？

IR 带来的高胰岛素血症会增加裂解酶活性，同时也降低 SHBG 水平，共同引起游离睾酮增加，从而导致或加重多毛症、月经不规律和 PCO。因此，IR 不但使糖代谢紊乱，而且对全身的器官都有不同程度的损害。

（1）腹型肥胖，男性腰围＞90 cm，女性腰围＞80 cm。

（2）甘油三酯≥1.70 mmol/L。

（3）高密度脂蛋白胆固醇（HDL-C）＜1.036 mmol/L（男性）或＜1.295 mmol/L（女性）。

（4）血压≥130/85 mmHg。

（5）空腹血糖＞6.1 mmol/L。

（6）BMI＞30 kg/m^2。

（7）高尿酸血症。

有以上指标异常的群体需要提高警惕，需要去医院进一步确诊。

（五）瘦型人群会不会发生 IR？

传统观点认为，IR 是人体摄入过多的能量加上运动不足引起的。但是，功能医学思维模式认为，传统观点忽视了 IR 产生过程中环境污染物、膳食模式、压力、微生态失衡、基因易感性及表观遗传改变起到的作用。这些危险因素和潜在病因，可以引起机体脂肪组织炎症、游离脂肪酸过多、内分泌功能紊乱和线粒体功能障碍等身体失衡，从而引起 IR 和 2 型糖尿病。

一部分瘦型 PCOS 患者也同时合并 IR，原因大多与肠道菌群失调、压力及环境污染物有关，需要依据功能医学进行完善的检测并制定相应的干预方案。其中，改变膳食结构、养成规律的运动习惯，以及补充功能营养素改善肠道功能和微生态失衡，具有明显缓解瘦型 PCOS 患者 IR 的效果。

异常升高的胰岛素可增加垂体 LH 分泌，刺激睾酮生成，并且减少肝脏 SHBG 的合成。睾酮水平升高会加重 IR 的发生和发展，从而形成恶性循环，加重 PCOS 的进程（图 4-2）。

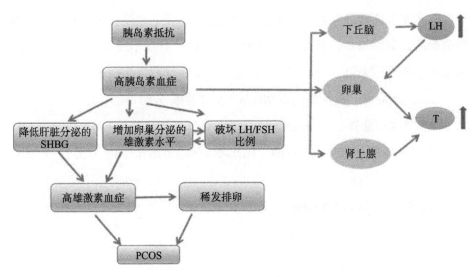

图 4-2　IR 导致 PCOS 的机制模式示意

（六）儿童及青少年群体 IR 的研究现状

1. IR 在儿童及青少年群体中的发病情况

肥胖在青少年中的流行促进了儿童和青少年 IR 患病率的增加，大部分发生在青春期和青春期之后。青春期过后，男性比女性更易患上胰岛素抵抗。此外，不同种族的儿童对 IR 的敏感性存在差异，西班牙裔、南亚裔和印度裔人群比白色人种和黑色人种的患病风险更高[2]。

近年来，很多研究报道了儿童银屑病与各种代谢指标异常的相关性。一项单中心前瞻性研究调查了银屑病儿童的代谢综合征和胰岛素抵抗的患病率。研究人员根据最近建立的儿童代谢综合征诊断标准，评估了 60 例青春期前银屑病儿童（3 ～ 10 岁）代谢综合征的患病率，16 例（27%）儿童的稳态模型评估 – 胰岛素抵抗指数（HOMA-IR）> 1.8，确诊为 IR，18 例（30%）银屑病患儿患有代谢综合征，该数据证实了在成人和青少年中评估代谢综合征的重要性，还特别强调了在患有牛皮癣的幼儿群体中的评估[3]。

2. IR 的诊断标准

儿童胰岛素敏感性（insulin sensitivity，IS）/IR 没有标准定义。IS 的评估需要精确测量胰岛素，然而目前还没有测量血浆胰岛素的标准化技术，不同实验室之间的比较变得困难。18 项基于人群的研究使用了 6 种不同的方法来确定 IR：HOMA-IR、空腹血浆胰岛素（FPI）、定量胰岛素敏感性检测指数（QUICKI）、空腹葡萄糖 / 胰岛素比（FGIR）、HOMA2。诊断儿童 IR 时，是否调整年龄也尚未达成一致。患有妊娠糖尿病（GDM）妇女分娩的婴儿在青春期出现超重或肥胖的风险增加，并且有可能在以后的生活中患上 2 型糖尿病。此外，研究表明 GDM 母亲的胎儿在子宫内出现不同基因的表观遗传改变可能导致 GDM 和 2 型糖尿病的跨代传播。一项针对 976 例儿童和青少年的横断面研究显示，孕妇体重、怀孕期间吸烟与胎儿出生后儿童代谢综合征的发展之间存在显著相关性。掌握这些知识对于预防儿童糖尿病的发生具有较好的临床意义，对孕前、孕期和产后的 PCOS 伴代谢综合征的妇女及子代进行积极健康管理的重要性显而易见。

二、如何诊断 IR？

PCOS 患者常合并糖代谢异常是被广泛认可的。2018 年发布的《多囊卵巢综合征中国诊疗指南》特别强调了对所有 PCOS 患者进行糖耐量筛查，明确提出了筛查时机、筛查指标及筛查间隔等，PCOS 已作为独立危险因素纳入内科糖尿病诊治指南。2023 年新版 PCOS 指南中提到，再次检索文献后对 41 项研究进行 Meta 分析显示，PCOS 患者空腹血糖调节受损、糖耐量异常、

2 型糖尿病的风险增加。尽管 OGTT 检查费时、不方便，但是，诊断糖代谢异常会为 PCOS 患者的生活方式干预、药物使用等提供依据。因此，2023 年新版 PCOS 指南明确指出，OGTT 是一线筛查方法，筛查节点包含：诊断疾病时、孕前检查和妊娠早期。另外，临床上可使用的胰岛素检测方法具有局限性，不推荐常规进行胰岛素抵抗的检测。

IR 是糖尿病的前期表现，是胰岛 β 细胞功能尚正常的阶段，所以还可以维持血糖的稳定。一旦病情加重，出现胰岛 β 细胞功能异常，血糖升高，就发展为糖尿病。

目前，临床上还没有标准的诊断 IR 的方法及统一的诊断标准，但被大多数人认可的常用方法有以下几种。

（一）口服葡萄糖耐量试验

口服葡萄糖耐量试验（OGTT）需要隔夜空腹 10 ～ 12 个小时，抽取静脉血。将 75 g 无水葡萄糖或含 1 个水分子的葡萄糖粉 82.5 g 溶于 250 ～ 300 mL 的水中，3 ～ 5 分钟饮用完毕。从第 1 口葡萄糖液的时间算起，于第 0、第 2 小时测静脉血浆葡萄糖，要求其中 2 小时血糖采血时间点前后误差不超过 3 分钟。

1. 糖耐量试验之前的一些注意事项

（1）试验前 3 天应摄入足量的糖类，每天 200 ～ 300 g。

（2）试验前 10 ～ 12 个小时禁食，允许饮水。

（3）试验前 1 天及试验时应禁止饮用咖啡、酒和吸烟，避免精神刺激。

2. 血糖值

（1）普通成人正常值：空腹血糖为 3.9 ～ 6.1 mmol/L，OGTT 2 小时血糖＜ 7.8 mmol/L。

（2）如果空腹血糖超过 7.0 mmol/L，或者 OGTT 2 小时血糖超过 11.1 mmol/L，即可诊断糖尿病。

（3）当空腹血糖超过 6.1 mmol/L，但小于 7.0 mmol/L，或者餐后 2 小时血糖超过 7.8 mmol/L，但小于 11.1 mmol/L，称为空腹血糖受损或糖耐量异常，属于糖尿病前期，如不加以控制可以进展为糖尿病。

（4）如果是孕妇做 OGTT，空腹血糖应＜ 5.1 mmol/L，OGTT 1 小时＜ 10.0 mmol/L，OGTT 2 小时＜ 8.5 mmol/L，任何一点超标可诊断 GDM。

3. 临床意义

对于一般人群建议采用两点法筛查，即空腹血糖＋ OGTT 2 小时血糖。筛查结果正常者建议每 3 年筛查 1 次；筛查结果为糖尿病前期者，建议每年筛查 1 次。

（二）空腹血浆胰岛素浓度

该方法为过夜空腹测定血浆胰岛素浓度，具有简便易行的特点。一般来说，较高的血浆胰岛素浓度能反映出 IR 的存在，但在部分胰岛功能下降的糖尿病患者中，还应补充测定餐后或葡萄糖负荷后血浆胰岛素的浓度。

（三）稳态模型评估（HOMA）

计算 HOMA-IR 能够知道胰腺需要多少胰岛素才能控制血糖水平，这个方法较为常用。HOMA-IR ＝空腹血糖水平（mmol/L）× 空腹胰岛素水平（μU/mL）/22.5。

如果您的 HOMA-IR 很高，说明身体需要使用比正常情况更多的胰岛素来保持血糖平衡。数值越高，您对胰岛素的抵抗就越强。通常，HOMA-IR ＞ 1 时应警惕 IR 的存在。复旦大学附属妇产科医院林金芳教授团队的研究认为，PCOS 患者中，HOMA-IR ＞ 1.66 可以诊断为 IR；高婧等研究证实在肥胖的 PCOS 患者中仍然推荐使用 HOMA-IR 来诊断 IR，建议临界值为 2.67[4]。

需要注意的是，当患者出现胰岛 β 细胞功能受损（确诊糖尿病），HOMA-IR 就不能很好地反映 IR 的情况。HOMA-IR 简便易行，但对于有些体型较瘦的 PCOS 患者，虽然空腹胰岛素正常，但同样可能存在 IR，这就需要进一步行胰岛素释放试验了。

（四）胰岛素释放试验

1. 检测方法

利用口服葡萄糖后可激发机体释放相应胰岛素的原理，从口服第1口葡萄糖液算起，于第0、第0.5、第1、第2、第3小时测静脉血浆葡萄糖和胰岛素。

2. 临床意义

空腹胰岛素为 5 ～ 25 mIU/L，服糖后 0.5 ～ 1 小时胰岛素较空腹时上升为正常的 7 ～ 9 倍，峰值在 0.5 ～ 1 小时，3 小时后降至正常水平。如果测定值与上述情况不同（空腹胰岛素超过参考值；1 小时胰岛素是空腹胰岛素的 8 ～ 10 倍；2 小时胰岛素高于 1 小时胰岛素水平，即胰岛素峰值后移），提示患者可能存在胰岛素抵抗。

2018 年共识建议育龄期 PCOS 妇女采用 5 点法，是指在同一天中的 5 个不同的时间点对血糖进行监测，分别是：空腹血糖、餐后半小时血糖、餐后 1 小时血糖、餐后 2 小时血糖、餐后 3 小时血糖。即糖负荷后胰岛素分泌曲线明显升高（高峰值超过基础值的 10 倍以上），胰岛素曲线下面积增大，胰岛素分泌延迟、高峰后移至 120 分钟，或胰岛素水平 180 分钟时仍不能回落至空腹水平，提示患者可能存在胰岛素抵抗。目前临床上大部分测定 0 小时和 2 小时这两个时间点。

杨冬梓教授团队针对中国南方育龄期 PCOS 妇女进行的研究发现，PCOS 患者空腹胰岛素［9.1 ± 10.5（μU/mL）］、HOMA［2.0 ± 1.4］显著高于对照组患者，可考虑作为评估 PCOS 患者胰岛素抵抗的初步筛查标志。

（五）糖化血红蛋白（HbA1c）

HbA1c 水平反映过去 2 ～ 3 个月血糖控制的状况，检测方法简单易行，不需空腹，仅一次抽血即可完成，也可以作为糖尿病的筛查和监测方法。

HbA1c < 5.5% 提示糖代谢功能正常；≥ 5.5% 提示存在 IR；≥ 6.5% 提示糖尿病。

（六）其他技术

目前文献中提到的技术包括：高胰岛素 – 正常血糖钳夹技术、定量胰岛素敏感性检测指数（QUICKI）、空腹血糖与胰岛素比值（G/I）、胰岛素耐量试验（ITT）、持续葡萄糖输注的模型评估（CIGMA）、静脉葡萄糖耐量试验和微小模型、空腹甘油三酯与血糖指数和甘油三酯 / 高密度脂蛋白胆固醇。

三、如何改善 IR?

除了遗传因素引起的原发性 IR 之外，目前大部分 IR 状态都是可以积极预防及治疗的。

（一）预防措施

对于有一级亲属（父母、子女和兄弟姐妹关系）糖尿病家族史，高血压、高血脂家族史和出生时低体重儿或存在宫内营养不良史的人群，应当尤其注意在生活上控制饮食、加强运动、规律作息、避免肥胖。IR 合并肥胖的 PCOS 患者，通过生活方式调整（饮食控制＋运动疗法）减重 5% 以上，可改善 IR、降低睾酮水平、减轻月经紊乱，使排卵障碍得以改善。对超重的 PCOS 患者进行 6 周的低热量饮食管理可改善枸橼酸氯米芬抵抗而提高排卵率。单纯改善生活方式不能有效控制高胰岛素血症的 PCOS 患者，无论是否伴有肥胖，使用二甲双胍（750 ～ 1500 mg/d）均可改善其 IR 并降低雄激素水平，纠正月经紊乱。有 Meta 分析显示，使用二甲双胍 4 个月可提高活产率[5]。

（二）药物治疗

1. 二甲双胍

该药适用于 PCOS 合并胰岛素抵抗、糖调节受损（impaired glucose regulation, IGR）或糖尿病，且通过生活方式干预效果欠佳的患者。对于 BMI ≥ 25 kg/m^2 的成年 PCOS 患者及确诊青春期 PCOS 的患者，除生活方式干预外，还应考虑使用二甲双胍来管理体质量和代谢水平。

青春期患者的推荐剂量不超过 1500 mg/d，至少使用 3 个月；育龄期患者中，非肥胖者推荐剂量为 1000 ～ 1500 mg/d，肥胖者推荐剂量为 2000 ～ 2500 mg/d，疗程 3 ～ 6 个月或以上。治疗期间可有腹胀、腹泻、恶心等不良反应，推荐餐中服用，从小剂量开始，逐渐增加剂量。酗酒者及严重心、肝、肾功能不全者禁用。

2. 噻唑烷二酮类药物

这是一种胰岛素增敏剂。有二甲双胍使用禁忌或对二甲双胍不敏感的患者，若无生育要求可选用此类药物。不良反应包括水钠潴留、体质量增加等。

3. 肌醇

近年来，学者将药物研究目标转向人体自身存在的小分子物质——肌醇。研究表明，肌醇对 PCOS 患者有良好的治疗效果，其作为胰岛素增敏剂可以改善 PCOS 患者的 IR 和高胰岛素血症，进而改善 PCOS 患者的内分泌及代谢情况，促进 PCOS 患者卵母细胞成熟，改善胚胎质量等[6, 7]。另有研究发现，肌醇联合 D- 手性肌醇和二甲双胍联合噻唑烷二酮在改善 IR 和降低总睾酮方面优于单用二甲双胍[8]。

关于肌醇的使用，2023 年新版 PCOS 指南相对 2018 年版本指南也有了正向性的更新推荐，明确了目前的证据认知：首先，肌醇可能对代谢指标的改善有益处，但对生殖结局的改善依然缺乏证据，应被视为试验性治疗；其次，二甲双胍改善代谢的效果比肌醇更优；最后，对于肌醇不同异构体和剂量等并无优先推荐，应让患者正确认识到肌醇属于保健品，其在监管、质量保障上与药物之间存在明显的区别[9]。

（三）控制血糖

对已经发展为 2 型糖尿病的患者，除上述两种降糖药物之外，选择其他降糖药物时可尽量避免选择增加体重的磺脲类药物或胰岛素。

通常可改用或者联合应用减轻体重或不增加体重的药物，具体如胰高血糖素样肽 1（GLP-1）类似物（艾塞那肽和利拉鲁肽等）、α- 葡萄糖苷酶抑制剂（阿卡波糖和伏格列波糖等）、钠 – 葡萄糖耦联转运体 2（SGLT-2）抑制剂（恩格列净、卡格列净和达格列净等）、二肽基肽酶 4（DPP-4）抑制剂（西格列汀、利格列汀、沙格列汀等）等。具体药物使用应在医生指导下进行。

（四）中医治疗

据报道，因在促排卵、改善 IR、降低高雄激素水平等多个方面均具有较好的疗效，针灸成为 PCOS 治疗的一种新的补充替代治疗方式，受到越来越多学者的关注。沈凌宇等[10]用通调带脉法针刺治疗腹型肥胖 PCOS，电针双侧带脉、天枢、大横、次髎、肾俞、归来、足临泣、外关，结果显示患者空腹胰岛素、HOMA-IR、腰围降低，IR 状态被改善，优于饮食运动指导。陈彤等研究发现，与治疗前相比，针药组的空腹胰岛素、餐后 2 小时胰岛素、HOMA-IR 显著下降（$P < 0.05$），中药组仅空腹胰岛素水平显著下降（$P < 0.05$）[11]。Wu 系统回顾了针灸对 IR 的治疗效果，证实针灸治疗可改善 HOMA-IR、胰岛素敏感性指数、空腹血糖、餐后 2 小时血糖和空腹胰岛素水平，且不良反应少，是治疗 IR 的可行方法[12]。

参考文献

[1] NORTON L, SHANNON C, GASTALDELLI A, et al. Insulin: the master regulator of glucose metabolism[J]. Metabolism, 2022, 129: 155142.

[2] POLIDORI N, MAINIERI F, CHIARELLI F, et al. Early insulin resistance, type 2 diabetes, and treatment options in childhood[J]. Horm Res Paediatr, 2022, 95（2）: 149-166.

[3] CAROPPO F, GALDERISI A, VENTURA L, et al. Metabolic syndrome and insulin resistance in pre-pubertal children with psoriasis[J]. Eur J Pediatr, 2021, 180（6）: 1739-1745.

[4] 高婧，周莉，石娟，等. 多囊卵巢综合征患者胰岛素抵抗的新指标评估研究[J]. 诊断学理论与实践，2016，15（4）：415-420.

[5] BORDEWIJK E M, NAHUIS M, COSTELLO M F, et al. Metformin during ovulation induction with gonadotrophins followed by timed intercourse or intrauterine insemination for subfertility associated with polycystic ovary syndrome[J]. Cochrane Database Syst Rev, 2017, 1（1）: CD009090.

[6]　CAPPELLI V，MUSACCHIO M C，BULFONI A，et al. Natural molecules for the therapy of hyperandrogenism and metabolic disorders in PCOS[J]. Eur Rev Med Pharmacol Sci，2017，21（2 Suppl）：15-29.

[7]　李庆芳，朱依敏. 肌醇应用于 PCOS 不孕患者的相关研究进展 [J]. 中华生殖与避孕杂志，2021，41（12）：1143-1148.

[8]　ZHAO H，XING C，ZHANG J，et al. Comparative efficacy of oral insulin sensitizers metformin，thiazolidinediones，inositol，and berberine in improving endocrine and metabolic profiles in women with PCOS：a network meta-analysis[J]. Reprod Health，2021，18（1）：171.

[9]　尹婧雯，杨纨，于多，等. 多囊卵巢综合征评估和管理国际循证指南推荐建议（2023 年版）[J]. 中华生殖与避孕杂志，2023，43（11）：1099-1113.

[10]　沈凌宇，梁翠梅，杨文津，等. 通调带脉法针刺治疗腹部肥胖型 PCOS 的随机对照研究 [J]. 针刺研究，2018，43（4）：255-259.

[11]　陈彤. 针药治疗胰岛素抵抗型多囊卵巢综合征的临床及改善排卵的机制研究 [D]. 北京：中国中医科学院，2023.

[12]　WU L，CHEN X，LIU Y，et al. Role of acupuncture in the treatment of insulin resistance：a systematic review and meta-analysis[J]. Complement Ther Clin Pract，2019，37：11-22.

（刘春莲　何蕊　许晓雪）

第三节　雄激素与多囊卵巢综合征的"兰因絮果"

2016 年，吉尼斯世界纪录颁发给一位特殊的女性，因为她那令人羡慕的美丽面庞上留着浓密卷曲的络腮胡子。据英国《每日邮报》报道，这位来自英国伦敦的女子哈纳姆·考尔（Harnaam Kaur）是"世界最年轻长络腮胡子女性"纪录的保持者。造成这一切的原因是什么呢？哈纳姆从 11 岁开始脸上就长出了多余的毛发，医院检查后诊断为 PCOS。这种疾病会导致体内雄激素水平升高，症状之一就是多毛症。因为这一脸络腮胡子，哈纳姆没少受到同龄人的霸凌。但面对外界的非议，她迎难而上，克服心理障碍的同时，也积极寻求医生的治疗，同时向社会大众普及 PCOS 相关的知识，使 PCOS 在青春期及时发现并得以有效控制，减少疾病所带来的危害。

通过上面的小故事，我们了解到高雄激素表现是 PCOS 的重要特征。那么雄激素在女性体内扮演什么样的角色？

一、女性体内雄激素的作用

（一）胚胎期雄激素的作用

女性体内的雄激素主要由肾上腺及卵巢产生，是维持女性生殖生理过程中一种非常重要的激素。性别决定主要由性染色体的差异基因控制，其后的性分化、性腺发育和副性器官发育则由激素控制。在性分化过程中，性腺和内外生殖器均表达雄激素受体，若胎儿性腺分泌雄激素不足，外生殖器则不能向男性方向发育。胚胎期的卵巢无性激素分泌功能，此时少量的雄激素可以促进女性胎儿泌尿生殖窦、生殖结节和生殖皱褶分别分化为阴道下段、阴蒂和大小阴唇[1]。

（二）雄激素与女性生长发育

青春期女性体内雄激素分泌增加，能够促使阴蒂、阴唇、阴阜的发育，促进阴毛、腋毛的生长。在生长发育的过程中，雄激素可促进蛋白质的合成和代谢，刺激肌肉及骨骼的生长，使身高和体重快速增长。雄激素也可加速软骨骨骺的融合，刺激骨骼成熟 [2]。

二、高雄激素血症（HA）对 PCOS 患者的影响

（一）HA 对 PCOS 患者生殖的影响

PCOS 患者的不孕症发病率高达 70%。高雄激素血症是造成 PCOS 患者不孕症、妊娠丢失及妊娠期并发症的重要元凶 [3]。

1. HA 对排卵的影响

雄激素是一把双刃剑，对女性生育的影响具有浓度依赖性。在一定浓度范围内的雄激素能与 FSH 协同作用，共同促进卵泡的生长和发育。体内雄激素水平过高会导致卵泡募集增多、发育停滞，抑制优势卵泡的选择，造成排卵障碍，最终导致不孕症 [4]。PCOS 患者体内大量小的窦卵泡提前黄体化，并对 LH 刺激高度敏感，使卵泡膜细胞合成雄激素增多，也会导致血清雄激素水平升高，形成恶性循环 [5]。

2. HA 对子宫内膜功能的影响

子宫内膜的发育依赖于增殖阶段适当浓度的雌激素，雄激素作为雌激素的拮抗剂，除了拮抗雌激素受体影响子宫内膜增殖变化外，还可以直接通过雄激素受体影响子宫内膜，导致子宫腺体和间质增殖减少，内膜萎缩，造成胚胎着床失败，导致不孕 [6]。

3. HA 对早产的影响

雄激素能够调控妊娠期的宫颈重塑过程，通过增强宫颈局部胶原酶的活性，降解胶原纤维，导致宫颈机能不全。母体过多雄激素会造成胎盘体积与重量降低，胎盘合成类固醇激素活性会提高，从而影响胎盘物质的运输，影

响胎儿生长发育，造成新生儿早产[7]。

（二）雄激素对 PCOS 患者代谢的影响

PCOS 患者大多伴有糖脂代谢异常，通常表现为糖耐量异常、IR、高脂血症、向心性肥胖等。HA 是引起 PCOS 各种临床症状的中心环节。

1. HA 加重 PCOS 患者的 IR

PCOS 患者体内的 HA 可通过干扰机体脂连蛋白、瘦素等细胞因子的调节作用，使胰岛素代谢通路受损，导致 IR 及高胰岛素血症。另外，PCOS 患者血清中雄激素升高可上调 NF-κB 炎症通路，导致 PCOS 患者体内出现慢性炎症反应，释放肿瘤坏死因子-α（TNF-α）等炎症因子。TNF-α 可抑制胰岛素受体酪氨酸磷酸化，阻断胰岛素的传导通路，最终导致 PCOS 患者出现 IR[8]。IR 可直接刺激卵巢分泌雄激素。同时 IR 能减少肝脏中 SHBG 的产生，增加体内游离睾酮含量，加重 HA。HA 与 IR 两者在 PCOS 患者体内互相影响，形成恶性循环，导致 PCOS 患者体内糖代谢紊乱，增加 2 型糖尿病的发生风险[9]。

2. HA 加重 PCOS 患者的脂代谢紊乱

HA 可导致 PCOS 患者血清中游离脂肪酸、胆固醇、甘油三酯和各种载脂蛋白水平异常。其具体相关机制可能为：①雄激素可加强儿茶酚胺的效应，造成非酯化脂肪酸释放增多，从而增加甘油三酯的合成；②雄激素可增强 β-肾上腺素受体和腺苷酸环化酶的作用，从而导致肝脏中胆固醇的代谢增强和 HDL 降低；③雄激素增多可造成脂代谢异常，脂代谢异常可导致向心性肥胖，而肥胖又可进一步加重这个过程，如此循环往复，造成恶性循环[10]。

3. HA 与妊娠期并发症

HA 与 GDM 的发生密切相关。研究表明，伴有 HA 的患者发生 GDM 的风险是正常女性的 5 倍[11]。GDM 的发生受到内源性雄激素水平的影响，其发生机制可能是妊娠期 HA 引起胰岛素效应器官对胰岛素的敏感性降低，促使胰岛 β 细胞分泌更多胰岛素，导致妊娠期糖代谢紊乱[12]。

HA 也会促进妊娠高血压综合征的发生和发展。研究表明，伴有 HA 的 PCOS 患者发生妊娠高血压综合征的风险是正常女性的 2 倍[11]。这可能是由于妊娠早期滋养细胞侵袭和胎盘的形成与高雄激素血症关系密切，较高的游离睾酮会诱发交感神经和血管的高反应性，从而导致妊娠高血压综合征相关的母胎并发症增加[13]。

（三）HA 对 PCOS 患者皮肤的影响

HA 与 PCOS 患者的多毛症、女性型脱发及痤疮等皮肤症状存在密切联系。在人体的皮脂细胞、真皮乳头细胞、毛囊外根鞘、汗腺、表皮和毛囊角质形成细胞中均有雄激素受体表达，雄激素通过与这些组织中的雄激素受体结合发挥作用。伴有 HA 的 PCOS 患者易出现额头和颞侧头皮的毛囊微型化，导致相应部位头发稀疏，造成女性型脱发[14]。而对于其他雄激素依赖性区域，过多雄激素刺激则导致绒毛转变为终毛，毛发过度生长、变黑、变硬，导致患者的上唇、乳晕、下腹部和大腿上部等雄激素敏感部位的终毛分布增多，使 PCOS 女性出现多毛症表现[15]。

另外，雄激素通过促进皮脂腺分泌在痤疮发病中发挥作用。痤疮的发病及严重程度与患者的血清雄激素水平无关，但与局部组织对雄激素的敏感性和局部雄激素水平关系密切。由此可见，HA 可导致 PCOS 女性出现不同的皮肤问题，严重影响当代女性对美的追求。

（四）HA 对 PCOS 患者情绪的影响

HA 容易改变 PCOS 患者的神经认知功能及情绪，增加患者的应激敏感性，诱发不良情绪[16]。研究认为，伴有严重抑郁及广泛性焦虑的 PCOS 患者血液中的硫酸脱氢表雄酮（dehydroepiandrosterone sulfate，DHEAS）水平较正常女性明显升高。这可能是由于 HA 增强了脑内 5- 羟色胺转运体的亲和力，使其再摄取增加，突触间隙的 5- 羟色胺水平降低，从而使 PCOS 患者出现抑郁情绪[17]。

（五）HA 对 PCOS 患者子代的影响

1. HA 与胎儿发育异常

随着对 PCOS 的进一步研究，有学者认为 PCOS 是一种胎源性疾病，子宫内高雄激素环境、母亲肥胖、胎儿的生长方式和低出生体质量等多种因素可能干扰胎儿 HPO 和内脏靶器官的生理发育过程，导致下丘脑对类固醇激素的负反馈调节敏感性下降和胰腺功能受损，造成青春期或成年后出现各种 PCOS 症状，如多囊卵巢、HA、月经稀发和无排卵等[18]。

2. HA 对子代代谢的影响

一项关于 PCOS 患者子代的临床研究发现，患有 PCOS 的母亲与非 PCOS 母亲的子代在出生时体重并无差异，但患有 PCOS 母亲的子代在 3 岁时的 BMI 明显高于非 PCOS 母亲的子代[19]。另有研究发现，HA 会导致 PCOS 患者的子代体内总胆固醇、低密度脂蛋白及甘油三酯浓度明显升高。而且，随着年龄的增长，PCOS 母亲生育的子代更容易出现 IR，罹患 2 型糖尿病及心血管疾病的风险明显增加[20]。

3. HA 对子代行为异常的影响

多项研究发现 PCOS 女性宫内高雄激素环境会影响胎儿脑发育，且与子代出现孤独症、注意缺陷多动障碍、广泛性发育障碍，以及焦虑、抑郁等认知行为改变和情感障碍相关[21]。一项瑞典的队列研究也发现 PCOS 会增加子代孤独症谱系障碍、注意力缺陷多动障碍、图雷特氏综合征和慢性抽动症的发生风险，并且女性子代较男性发生精神系统疾病的风险更大，提示 PCOS 患者宫内高雄激素暴露可能是导致女性子代精神紊乱的重要因素[22]。另外一项研究认为，产前过量的雄激素可能使子代的雌性行为减少、雄性行为增加，导致子代未来出现攻击行为的风险和活跃程度明显增加[23]（图 4-3）。

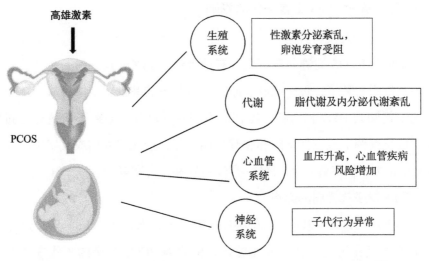

图 4-3　宫内高雄激素环境参与 PCOS 发生和发展及对 PCOS 子代的影响 [24]

三、如何评估 HA？

（一）HA 的分类

1. 生化高雄激素血症

诊断 PCOS 时应使用总睾酮和游离睾酮评估生化高雄激素血症。

（1）游离睾酮可通过计算游离雄激素指数（free androgen index，FAI）进行估计。

计算公式：FAI ＝总睾酮 ×100/SHBG。

（2）如果睾酮或游离睾酮未升高，可考虑检测雄烯二酮和 DHEAS。但这两种指标的特异性较差，且 DHEAS 会随年龄增长而显著降低。

（3）注意事项：口服短效避孕药会影响雄激素的合成，评估雄激素水平时应至少停用 3 个月。

（4）如果没有 HA 的症状或症状不明显，检测是否有生化高雄激素血症有助于 PCOS 的诊断。

（5）未来可采用 11- 氧合雄激素来评估生化高雄激素血症。11- 氧合雄激素可能是 PCOS 女性循环系统中的主要雄激素，是由 DHEAS 在酶的催化作用下由机体肾上腺大量产生，并且浓度在血液中保持相当稳定。一项采用液相色谱 – 串联质谱法测定 114 例患有 PCOS 的女性和 49 例健康对照者的血清雄激素水平的研究发现，PCOS 女性的 11- 氧合雄激素的血清浓度均明显高于对照组 [25, 26]。由此可见 11- 氧合雄激素未来有可能成为高雄激素的评估方法。

2. 临床高雄激素血症

临床高雄激素血症的表现包括多毛症、脱发和痤疮等。

（二）多毛症的评分

一般采用改良 Ferriman-Gallwey 评分，对患者上唇、下颌、胸部、上背、下背、上腹、下腹、上臂、大腿共 9 个部位的终毛（长度 ≥ 0.5 cm 且有色素的毛）生长状况进行评估。各部位的评分范围为 0～4 分，0 分表示没有毛发生长，4 分表示毛发生长明显男性化，与成年男性相似。最终的 mFG 评分为各部位评分之和，总分 ≥ 5 分诊断为多毛症 [15]，如表 4-2 所示。

表 4-2 改良 Ferriman-Gallwey 多毛症评分标准

序号	部位	评分	标准
1	上唇	1	外缘少许毛
		2	外缘少许胡子
		3	胡子自外缘向内达一半
		4	胡子自外缘向内达中线
2	下颌	1	少许稀疏毛
		2	稀疏毛发伴少量浓密毛
		3, 4	完全覆盖，淡或浓密毛
3	胸部	1	乳晕周围毛
		2	乳晕周围毛，伴中线毛
		3	毛发融合，覆盖 3/4 面积
		4	完全覆盖
4	上背	1	少许稀疏毛
		2	增多仍稀疏
		3, 4	完全覆盖，淡或浓密毛

续表

序号	部位	评分	标准
5	下背	1	骶部一簇毛
		2	稍向两侧伸展
		3	覆盖 3/4 面积
		4	完全覆盖
6	上腹	1	中线少许毛
		2	毛发增加，仍分布在中线
		3，4	覆盖一半或全部
7	下腹	1	中线少许毛
		2	中线毛，呈条状
		3	中线毛，呈带状
		4	呈倒"V"形
8	上臂	1	稀疏毛，不超过 1/4 面积
		2	超过 1/4 面积，未完全覆盖
		3，4	完全覆盖，淡或浓密毛
9	大腿	1，2，3，4	与上臂同

注：0 分为没有终毛。

（三）痤疮的分级

一般将痤疮分为 3 度、4 级[27]。轻度（Ⅰ级）：仅有粉刺；中度（Ⅱ级）：中等量的炎性丘疹；中度（Ⅲ级）：大量丘疹和脓疱；重度（Ⅳ级）：有结节、囊肿，伴瘢痕形成，如表 4-3 所示。

表 4-3　痤疮分级（Pillsbury 分类法）

分级	临床表现
Ⅰ级（轻度）	仅有粉刺
Ⅱ级（中度）	中等量的炎性丘疹
Ⅲ级（中度）	大量丘疹和脓疱
Ⅳ级（重度-集簇型）	结节、囊肿，伴瘢痕形成

（四）脱发的评分

Ludwig 分型将脱发按程度由轻到重分为 3 级。Ⅰ级 FAGA（轻度）：是 FAGA 的初发阶段，患者冠状区毛发变薄，须改变发型才能掩盖前额顶部毛发变薄，通常前额顶部中央脱发，发际线完整；Ⅱ级 FAGA（中度）：为冠状区毛发变薄更明显，受累区域扩大和短发数目增加，不能以发型遮盖或遮盖更困难，该型脱发常是雄激素过多的标志，这些雄激素通常来自卵巢；Ⅲ级 FAGA（重度）：为头顶部毛发几乎完全脱落，头皮裸露，前额发际线仍保持完整，患者可能会以前额和颞顶部毛发来遮盖脱发区，但不拨开毛发也能看到脱发区，如图 4-4 所示。

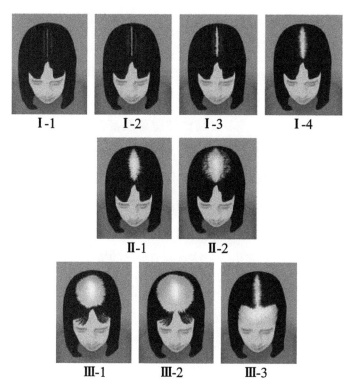

图 4-4 Ludwig 脱发分型

四、PCOS 患者 HA 的治疗

　　PCOS 降雄激素治疗的目标主要是恢复月经周期，促进排卵以达到成功妊娠，改善子宫内膜容受性，降低流产率。同时也可有效改善女性多毛症、脱发及痤疮等皮肤问题。

（一）生活方式的改善

饮食调控是高雄激素血症 PCOS 患者的首要任务。高雄激素血症 PCOS 患者尽量避免营养结构单一、膳食纤维摄入过少、高油高糖饮食及摄入腌制的食物。可多吃富含纤维、蛋白质的食物及豆类食物。具体饮食方式如下[28]。

（1）调整三大营养素的比例。建议增加饮食中蛋白质的摄入，可以将比例增加到 20%，但不能超过 30%。

（2）改变蛋白质的选择。优质蛋白质的来源包括：水产品（优选），肉类（要选择禽肉），蛋、奶和豆类（不可缺）。

（3）碳水化合物的选择。优选低血糖指数（glycemic index，GI）和低血糖负荷（glycemic load，GL）食物。

（4）抗炎食物的选择。多食新鲜的蔬菜及富含 omega-3 脂肪酸的食物，例如：亚麻籽油、核桃油、紫苏油等，各种原味坚果、牛油果。

此外，伴有 HA 的 PCOS 患者需要保持充足睡眠，规律的生活。适当的有氧运动也能有效控制体重及降低体内雄激素水平。雄激素过多是内分泌失调导致的，有些女性患者因为外界环境影响，容易出现焦虑、愤怒、抑郁等不良情绪。建议 PCOS 女性在日常生活中注意调节自己的情绪，保持良好的心情。

（二）口服避孕药

口服避孕药目前是治疗 PCOS 高雄激素血症的临床一线用药，主要应用于以月经异常、多毛症、痤疮为主要临床表现的 PCOS 患者。临床上常见的避孕药包括炔雌醇环丙孕酮、屈螺酮炔雌醇等。具体禁忌证及适应证见前文有关章节。

（三）雄激素受体拮抗剂

雄激素受体拮抗剂可降低 PCOS 患者血浆游离睾酮、总睾酮和雄烯二酮的浓度并增加排卵周期数，亦能改善 PCOS 患者子宫内膜容受性，减少复发性流产的发生率。此类药物主要包括螺内酯、氟他胺、非那雄胺等。其作用机制是在雄激素受体水平阻断双氢睾酮与靶器官的雄激素受体结合。

（四）二甲双胍

二甲双胍是一种胰岛素增敏剂，能抑制肠道葡萄糖的吸收、肝糖异生和肝糖原输出，增加组织对葡萄糖的摄取、利用，提高胰岛素敏感性；有降低高血糖的作用，但不降低正常血糖；适用于 PCOS 合并 IR 的患者。

（五）中医治疗

中医治疗 PCOS 多以补肾填精、祛湿除痰等为原则，以恢复正常月经周期、提高受孕率等为方向。六味地黄丸可明显降低 PCOS 患者的雄激素、LH 水平，改善卵巢多囊性改变，使闭锁卵泡减少。陈氏育卵汤可降低血清睾酮、LH、LH/FSH 水平，改善患者高雄激素状态，有效治疗 PCOS 患者的多毛症及痤疮，同时能有效促进卵泡发育。

综上所述，HA 不仅会对 PCOS 患者的生殖功能造成严重危害，也会造成胰岛素抵抗、腹型肥胖，使女性内分泌和代谢功能恶化，对女性的心理及生理造成巨大威胁。

参考文献

[1]　崔毓桂，邵丽，千日成，等. 雄激素与女性生殖 [J]. 国际生殖健康 / 计划生育杂志，2014，33（5）：329-333.

[2]　王增艳. 女性体内雄激素与辅助生殖 [J]. 中国实用妇科与产科杂志，2013，29（10）：820-824.

[3]　潘雷，徐键. 多囊卵巢综合征患者雄激素代谢异常的研究进展 [J]. 中外医学研究，2021，19（12）：192-196.

[4]　陈志燕. 基于回顾性病例分析、前瞻性多中心随机队列研究及 Meta 分析研究雄激素水平对于女性不孕患者的妊娠结局的影响 [D]. 北京：北京协和医学院，2022.

[5]　ROSENFIELD R L，EHRMANN D A. The pathogenesis of polycystic ovary syndrome（pcos）: the hypothesis of pcos as functional ovarian hyperandrogenism revisited[J]. Endocr Rev，2016，37（5）：467-520.

[6]　ZENG X，XIE Y J，LIU Y T，et al. Polycystic ovarian syndrome：correlation between

hyperandrogenism, insulin resistance and obesity[J]. Clin Chim Acta, 2020, 502：214-221.

[7] 李帅. 高雄激素对多囊卵巢综合征患者辅助生殖治疗预后影响 [J]. 临床研究, 2019, 27（12）：101-103.

[8] GONZÁLEZ F, NAIR K S, DANIELS J K, et al. Hyperandrogenism sensitizes mononuclear cells to promote glucose-induced inflammation in lean reproductive-age women[J]. Am J Physiol Endocrinol Metab, 2012, 302（3）：E297-306.

[9] LØSSL K, FREIESLEBEN N C, WISSING M L, et al. Biological and clinical rationale for androgen priming in ovarian stimulation[J]. Front Endocrinol（Lausanne）, 2020, 11：627.

[10] TORRE-VILLALVAZO I, BUNT A E, ALEMÁN G, et al. Adiponectin synthesis and secretion by subcutaneous adipose tissue is impaired during obesity by endoplasmic reticulum stress[J]. J Cell Biochem, 2018, 119（7）：5970-5984.

[11] 李文静, 钟群. 血清睾酮、性激素结合球蛋白预测多囊卵巢综合征并发妊娠糖尿病的价值分析 [J]. 中国性科学, 2021, 30（6）：104-107.

[12] 陈军, 罗英, 周正琴. 孕中、晚期多囊卵巢综合征患者发生妊娠糖尿病的危险因素分析[J]. 重庆医科大学学报, 2018, 43（2）：245-249.

[13] 赵文华. 多囊卵巢综合征病人妊娠并发症的临床观察 [J]. 内蒙古医科大学学报, 2019, 41（2）：121-125.

[14] 王丹, 李雪梅, 黄进华. 内分泌紊乱在女性型脱发中的作用 [J]. 武汉大学学报（医学版）, 2023, 44（1）：19-23.

[15] 陈睿春, 阳霞, 唐凤珠, 等. 多囊卵巢综合征患者性激素水平及多毛症评分与听阈的相关性 [J]. 广西医学, 2020, 42（15）：1915-1917.

[16] 谭秋晓, 张红梅, 李洁明, 等. 多囊卵巢综合征患者抑郁和焦虑发病现状及影响因素分析 [J]. 实用医学杂志, 2020, 36（23）：3288-3292.

[17] 刘锦霞, 胡维维, 王颖婷, 等. 多囊卵巢综合征患者伴发抑郁障碍的影响因素 [J]. 临床心身疾病杂志, 2022, 28（6）：36-41.

[18] XITA N, TSATSOULIS A. Review：fetal programming of polycystic ovary syndrome by androgen excess：evidence from experimental, clinical, and genetic association studies[J]. J Clin Endocrinol Metab, 2006, 91（5）：1660-1666.

[19] FINNBOGADÓTTIR S K, GLINTBORG D, JENSEN T K, et al. Insulin resistance in pregnant women with and without polycystic ovary syndrome, and measures of body composition in offspring at birth and three years of age[J]. Acta Obstet Gynecol Scand, 2017, 96（11）：1307-1314.

[20]　康鹤遥，杨永秀，安静，等 . 母体多囊卵巢综合征对子代不同生长发育阶段影响的研究进展 [J]. 生殖医学杂志，2022，31（3）：414-419.

[21]　霍雨，王文佶，桂永浩 . 宫内高雄激素环境对子代健康的影响及其机制研究进展 . 中华围产医学杂志，2022，25（10）：765-770.

[22]　CESTA C E，ÖBERG A S，IBRAHIMSON A，et al. Maternal polycystic ovary syndrome and risk of neuropsychiatric disorders in offspring：prenatal androgen exposure or genetic confounding?[J]. Psychol Med，2020，50（4）：616-624.

[23]　李卓，李蓉 . 女性高雄激素对妊娠和子代影响的研究进展 [J]. 中华生殖与避孕杂志，2020，40（10）：837-841.

[24]　王园林，张青，张方芳，等 . 宫内高雄环境对多囊卵巢综合征子代的影响 [J]. 华中科技大学学报（医学版），2019，48（6）：742-746.

[25]　TEEDE H J，TAY C T，LAVEN J，et al. Recommendations from the 2023 international evidence-based guideline for the assessment and management of polycystic ovary syndrome[J]. Fertil Steril，2023，120（4）：767-793.

[26]　阮雯，兰天，姚辉 . 11- 氧雄激素在儿童高雄激素血症相关疾病中的作用 [J]. 国际儿科学杂志，2023，50（2）：96-99.

[27]　鞠强 . 中国痤疮治疗指南（2019 修订版）[J]. 临床皮肤科杂志，2019，48（9）：583-588.

[28]　刘理凤，常惠，万天恩，等 . 不同饮食结构对多囊卵巢综合征的影响综述 [J]. 中华中医药杂志，2023，38（7）：3268-3272.

（殷婷　哈灵侠）

第四节　多囊卵巢综合征之"沉默的杀手"—— 脂代谢紊乱

PCOS 不仅可以影响患者的生育功能，还能引起内分泌和代谢功能失调，出现肥胖、血糖及血脂代谢紊乱等代谢综合征的表现[1]。

脂代谢紊乱通常指高脂血症，也就是大家所说"三高"之一。为什么说它是 PCOS 患者"沉默的杀手"呢？因为高血脂是脑卒中（俗称中风）、心肌梗死、心力衰竭、动脉瘤及外周动脉疾病的主要危险因素，也是慢性肾病的起因之一。即使轻度的血脂升高也会缩短预期寿命。国内外的多项研究结果均表明 PCOS 患者脂质代谢异常发生率为健康人群的 2.5 ～ 5.0 倍[2]。

一、脂代谢紊乱是慢性疾病的"罪魁祸首"？

PCOS 患者血脂异常发生率较高，最常见的血脂异常是血清总胆固醇（total cholesterol，TC）、低密度脂蛋白胆固醇（LDL-C）和甘油三酯（TG）升高，而高密度脂蛋白胆固醇（HDL-C）降低[3]。LDL-C"最爱做"一件事，就是把血液中的胆固醇搬运到血管内壁，最后堆积形成动脉粥样硬化，故被称为"坏胆固醇"。HDL-C 则把血管内壁沉积的胆固醇清除后送出血管壁，还可以修复血管内皮细胞以恢复血管弹性，故被称为"好胆固醇"。

脂代谢紊乱成为慢性疾病"罪魁祸首"的三大原因

①高脂血症给机体产生的危害众多，最常见的是导致动脉粥样硬化的发生。动脉粥样硬化发生以后，很容易出现脑出血、脑血栓、冠状动脉粥样硬化性心脏病。

②高脂血症还容易引起其他慢性代谢性疾病，如糖尿病、高血压、高尿酸血症。

③高脂血症还可以导致急性胰腺炎，危及生命。主要是由于高甘油三酯血症、高胆固醇血症和低密度脂蛋白胆固醇的升高。

 ## 二、PCOS 患者脂代谢紊乱、高雄激素血症与胰岛素抵抗三者之间的恶性循环

PCOS 患者存在不同程度的脂代谢异常，以肥胖型患者最为常见。脂代谢异常会引起或加重 HA 和 IR。雄激素水平过高可加剧胰岛素抵抗，进一步导致糖脂代谢紊乱。糖代谢和脂代谢之间又可以相互影响：脂代谢异常导致游离脂肪酸增多，可造成糖异生及糖原分解增多，胰岛素降解下降，甚至可造成胰岛 β 细胞凋亡，从而影响糖代谢；而糖代谢紊乱导致糖类化合物堆积，可加重肝脏负担，从而影响脂代谢[4, 5]。因此，PCOS 患者内分泌与代谢之间相互作用，相互影响，形成恶性循环，使代谢综合征的发生概率明显增加（图 4-5）。

在女性体内，雄激素主要由肾上腺皮质和卵巢合成与分泌，少部分来自外周的转换。当 PCOS 患者存在脂代谢紊乱时，胆固醇生成大量的雄激素。雄激素又可以增强脂肪细胞中的 β- 肾上腺素能受体和腺苷酸环化酶在脂代谢中的作用，从而降低高密度脂蛋白胆固醇水平；儿茶酚胺可导致循环中非酯化脂肪酸的释放增加，非酯化脂肪酸可在肝脏内合成 TG，因此过

多的雄激素可导致 TG 升高，且 TG 是高雄激素血症患者最早表现异常的血脂指标[6]。

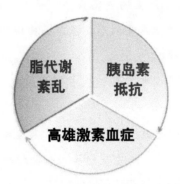

图 4-5　PCOS 患者脂代谢紊乱、高雄激素血症与胰岛素抵抗的恶性循环

三、PCOS 患者脂代谢紊乱的筛查[7]

（一）一般筛查

（1）年龄：初潮后 2 年及以上月经不规律的青春期女性。

（2）腹围：测量方法为身体站立，双臂自然下垂，软尺绕脐一周。正常腹围＝身高 ×0.457。

（3）体重指数（BMI）＝体质量（kg）/ 身高 ^{2}（m^2）：参考范围见表 4-4、表 4-5（中国标准）。

表 4-4　未成年人 BMI 标准

年龄（岁）	BMI（kg/m^2）区间		
	消瘦	超重	肥胖
11	＜ 14.6	21.1~23.3	＞ 23.3
12	＜ 15.2	22.0~24.5	＞ 24.5
13	＜ 15.8	22.7~25.6	＞ 25.6
14	＜ 16.3	23.0~26.3	＞ 26.3
15	＜ 16.7	23.4~26.9	＞ 26.9
16	＜ 16.9	23.7~27.4	＞ 27.4
17	＜ 17.1	23.8~27.4	＞ 27.4

表 4-5　成年人 BMI 标准

BMI 区间（kg/m²）	描述	相关疾病发生的危险性
＜18.5	偏瘦	低（但其他疾病危险性增加）
18.5~23.9	正常	平均水平
24.0~27.9	超重	增加
28.0~29.9	肥胖	中度增加
30.0~39.9	重度肥胖	严重增加
≥40.0	极度肥胖	非常严重增加

（4）肝功能检查：PCOS 患者的治疗通常采用激素疗法，会对肝功能造成一定的影响，并且 PCOS 患者常伴有代谢紊乱，会导致身体出现肝损伤的表现，因此要检查肝功能（表 4-6）。

表 4-6　肝功能检查项目及参考范围

肝功四项	参考范围
丙氨酸转氨酶（ALT）	7.0～40.0 U/L
天冬氨酸转氨酶（AST）	13.0～35.0 U/L
总蛋白（TP）	65.0～85.0 g/L
白蛋白（ALB）	40.0～55.0 g/L

（二）内分泌代谢筛查

（1）血脂四项：见表 4-7。

> 各医疗机构检测设备、检测方法不同，化验单参考值可能会有一定差异！

表 4-7　血脂检查项目及参考范围

血脂四项	参考范围（mmol/L）
总胆固醇（TC）	0～5.17
甘油三酯（TG）	0～1.70
高密度脂蛋白胆固醇（HDL-C）	＞1.04
低密度脂蛋白胆固醇（LDL-C）	0～3.40

（2）PCOS 伴发代谢综合征的监测指标：载脂蛋白（Apo）能与血浆脂质结合形成脂蛋白，是决定脂蛋白的结构、功能和代谢的核心组分（表 4-8）。

表 4-8　载脂蛋白检查项目及参考范围

载脂蛋白	参考范围（g/L）
载脂蛋白 A1（ApoA1）	1.00 ～ 1.60
载脂蛋白 B（ApoB）	0.63 ～ 1.30

四、PCOS 患者脂代谢紊乱的治疗

目前，国内外学者均认可减重及生活方式干预是改善 PCOS 糖脂代谢紊乱及预防其远期并发心血管疾病和糖尿病最有效的措施[8]。PCOS 的发生和发展与糖脂代谢紊乱互为因果，密不可分，治疗糖脂代谢紊乱也可在一定程度上缓解 PCOS 的症状。除了药物治疗，个体化的生活方式干预目前也得到了重视，但需要患者强烈的自我意识、较高的依从性和医护的有效管理方可得到持续性改善[9, 10]。另外，中医治疗 PCOS 患者糖脂代谢紊乱具有广阔前景。

（一）他汀类药物——首选药物

1. 作用机制

他汀类药物可抑制胆固醇合成酶的限速酶——HMG-CoA 还原酶，从而导致胆固醇在肝脏中的合成减少，进而降低细胞中游离胆固醇含量，有利于细胞中低密度脂蛋白胆固醇受体的增加，促进其活性增强，加速血液循环中低密度脂蛋白胆固醇的清除，最终降低血浆甘油三酯与低密度脂蛋白胆固醇水平。

2. 临床应用

他汀类药物是临床工作中应用最普遍的降脂药物，也是治疗血脂异常的一线用药[11]。该药也被逐渐用于 PCOS 合并脂代谢异常患者的治疗中。最新研究表明，他汀类药物能改善 PCOS 患者血脂谱的同时，也能降低 PCOS 女性的总睾酮、游离睾酮水平，并改善雄激素过多引起的痤疮、多毛症等肤表现；他汀类药物除了调脂之外，还可以改善内皮细胞的合成和分泌功能，使

斑块回缩并预防再狭窄；他汀类药物还可以抑制多种炎症细胞的生长、聚集与活化等，发挥抗动脉硬化的作用，使斑块稳定，防止血栓形成[12]。

3. 常用药物

（1）辛伐他汀（每片 10 mg 或 20 mg）

A. 适应证：高胆固醇血症。

B. 用法用量：一般起始量为一日 10 mg，晚间顿服，4 周后方可调整用量。服药期间应定期监测胆固醇水平，如胆固醇明显低于目标范围，应适当减少用量。

C. 禁忌证：对本品或他汀类药物过敏者、孕妇、乳母、有活动性肝病或无法解释的血清转氨酶持续升高者禁用。

D. 不良反应：腹痛、便秘、胃肠胀气、疲乏无力、头痛、恶心、腹泻、皮疹、瘙痒、脱发、眩晕、肌痛、肌肉痉挛、感觉异常、呕吐、贫血、横纹肌溶解、肝炎、黄疸、转氨酶和肝功能异常、骨骼肌血清肌酸激酶（creatine kinase，CK）升高等。

（2）阿托伐他汀（每片 10 mg）

A. 适应证：高胆固醇血症和混合型高脂血症。

B. 用法用量：成人每天 1 次，每次 10 ～ 20 mg，晚餐时服，最大量80 mg（易发生不良反应）。

C. 禁忌证：同辛伐他汀。

D. 不良反应：a. 同辛伐他汀；b. 少见失眠、肌红蛋白尿；c. 本药与免疫抑制剂、叶酸衍生物、烟酸、吉非罗齐、红霉素等合用可增加肌病发生的风险；d. 有报道发生过胰腺炎、过敏反应（如血管神经性水肿）。

（二）肠道 TC 吸收抑制剂——依折麦布

（1）适应证：总胆固醇升高为主的混合型高脂血症，经常与他汀类药物联合使用。

（2）用法用量：本品推荐剂量为每天 1 次，每次 10 mg，可在 1 天之内的任何时间服用，可空腹或与食物同时服用。老人（65 岁以上）、儿童和青少年（10 ～ 18 岁）患者，轻度的肝、肾功能不全患者无须调整剂量。

（3）禁忌证：活动性肝病，或不明原因的血清转氨酶持续升高的患者。

（4）不良反应：A. 血小板减少症；B. 头晕、感觉异常；C. 胰腺炎、便秘；D. 多形性红斑；E. 肌痛、肌病 / 横纹肌溶解症；F. 无力；G. 超敏反应，包括过敏反应、血管神经性水肿、皮疹和荨麻疹；H. 肝炎、胆结石、胆囊炎；I. 抑郁。

（三）贝特类——非诺贝特

（1）适应证：高脂血症和以甘油三酯升高为主的混合型高脂血症。

（2）用法用量：A. 缓释胶囊；每次 0.25 g，每天 1 次；B. 软胶囊、胶囊：每次 0.2 g，每天 1 次，与餐同服，当胆固醇水平正常时，建议减少剂量；C. 片剂：每次 0.1 g，每天 3 次，维持量为每次 0.1 g，每天 1 ～ 2 次。为减少胃部不适，可与饮食同服。

（3）禁忌证：活动性肝病患者，包括原发性胆汁性肝硬化，以及不明原因持续性肝功能异常患者；已知有胆囊疾病患者；严重肾功能受损患者，包括接受透析的患者；妊娠期妇女及哺乳期妇女禁用。

（4）不良反应：A. 腹痛；B.ALT/SGPT 水平升高，AST/SGOT 水平升高，肝功能检测异常；C. 背痛；D. 头痛；E. 胰腺炎；F. 深静脉血栓；G. 胆汁淤积性肝炎；H. 血肌酐升高；I. 肺栓塞。

（四）中医降血脂[13]

1. 药物治疗

（1）绞股蓝总苷颗粒：活性成分为绞股蓝，它具有降低血脂、降低血糖、抗肿瘤、保护肝脏、增强身体免疫力等功效。

（2）血脂康胶囊：主要成分为红曲，这种药物对于总胆固醇、甘油三酯及低密度脂蛋白等指标都有降低作用，因此它可以全方位地降低人体的血脂水平。

（3）荷丹胶囊：主要成分为荷叶、丹参、山楂等，具有活血化瘀、化痰降浊，一般用于治疗痰阻血瘀引起的高脂血症。

（4）山楂精降脂片：主要药物成分为山楂，而山楂具有消积、化瘀等作用，所以临床上常用于治疗高脂血症，也可以用于高血压和冠心病的辅助治疗。

2. 针灸治疗

一般针灸中脘、足三里、气海等穴位，同时配合药物，具有一定的降血脂作用。

参考文献

[1]　ZENG X，XIE Y J，LIU Y T，et al. Polycystic ovarian syndrome：correlation between hyperandrogenism，insulin resistance and obesity[J]. Clinica Chimica Acta，2019，502（C）：214-221.

[2]　曾宇，赵琳 . 多囊卵巢综合征糖、脂代谢异常的研究进展 [J]. 大连医科大学学报，2022，44（3）：263-268.

[3]　王芳，李秀娟，尹宝枝，等 . 多囊卵巢综合征不孕患者血清 HSP70、FSH、LH 水平及与脂代谢关系 [J]. 中国计划生育学杂志，2022，30（7）：1617-1620.

[4]　张美微，侯丽辉，李妍 . 高雄激素血症与胰岛素抵抗对 PCOS 患者脂代谢的影响 [J]. 河北医学，2019，25（10）：1690-1694.

[5]　熊娟，杨昊 . 高雄激素血症患者糖脂代谢的研究进展 [J]. 中国现代医生，2017，55（10）：165-168.

[6]　李昱川 . 多囊卵巢综合征患者脂代谢紊乱与体重、胰岛素抵抗和雄激素水平的关系 [J]. 中国妇幼保健，2014，29（3）：354-356.

[7]　陈丽娜，官文征，王秀霞 . 多囊卵巢综合征糖脂代谢异常筛查及管理 [J]. 中国实用妇科与产科杂志，2019，35（3）：283-286.

[8]　程天缘，王昕 . 多囊卵巢综合征合并糖脂代谢异常中西医研究进展 [J]. 辽宁中医药大学学报，2022，24（3）：73-78.

[9]　中华医学会妇产科学分会内分泌学组及指南专家组 . 多囊卵巢综合征中国诊疗指南 [J]. 中华妇产科杂志，2018，53（1）：2-6.

[10] 陶弢，王丽华 . 多囊卵巢综合征诊治内分泌专家共识 [J]. 中华内分泌代谢杂志，2018，34（1）：1-7.

[11] 刘霖，胡蕴，许岚 . 糖脂代谢紊乱与多囊卵巢综合征相关性与防治策略 [J]. 西南医科大学学报，2022，45（5）：377-381.

[12] 赵婧含，吴文轩，李雪，等 . 血脂异常及脂代谢紊乱的中西医诊疗现状与前景 [J]. 中国临床保健杂志，2023，26（5）：614-618.

[13] 于晓东，杨飞云，刘美霞，等 . 中西降脂药物治疗动脉粥样硬化研究的现状 [J]. 心血管康复医学杂志，2022，31（3）：387-391.

（杨静　赵君利）

第五节　"肥胖"的肝脏——非酒精性脂肪性肝病

气候严寒的北极生活着一群可爱的冠海豹，海豹妈妈们十分喜欢在冰上分娩。而为了使小海豹们有足够的御寒能力，海豹妈妈乳汁中的脂肪含量高达 60%，这也是目前科学界已知脂肪含量最高的母乳。小海豹出生后不久，海豹妈妈会每天喂养近 8 升乳汁，让幼崽的体型在不到 5 天的时间增加一倍，使其裹上一层厚厚的脂肪，以此隔绝寒冷的海水。这也是为什么在越冷的地方动物往往越肥胖。

人类也是如此。脂肪是人体储能最大、产能最多的能源物质。适量的脂肪组织具有保持体温、保护内脏及储存能量的作用。当植物油、肉类、奶酪等食物进入胃肠道后，小肠黏膜细胞就会将其合成甘油三酯，用来供给人体所需的能量，而多余的甘油三酯则会被储藏进脂肪组织这个"储物仓"中，等待机体饥饿时的"召唤"。小肠黏膜细胞、肝细胞及脂肪细胞是合成甘油三酯的主要场所，其中以肝脏合成能力最强。而当肝细胞合成脂肪的能力增加或转运脂肪的能力减退时，肝脏无法负荷过量的脂肪，肝细胞内就会堆积大量脂滴，即形成肝脂肪变。简单来讲，就是肝细胞内堆积了太多脂肪，影响了肝脏的正常功能。接下来就让我们一起探索它的奥秘吧！

一、脂肪肝的分类

近十年来，我国慢性肝病的病因谱发生了显著变化。一方面，我国病毒性肝炎发病率不断下降，普通人群乙型肝炎病毒感染率已经由 9.8% 降到 7.2% 以下，5 岁以下儿童乙型肝炎病毒表面抗原携带率降至 1% 以下；另一方面，随着生活方式的改变，肥胖和酒精滥用越来越常见，我国脂肪肝的患病率迅速增长，脂肪肝正成为我国越来越重要的慢性非传染性疾病。目前，脂肪肝已取代病毒性肝炎成为我国居民第一大肝脏疾病。

脂肪肝是因为吃了太多油腻的食物吗？其实不仅仅是这样。脂肪肝是由各种原因引起的肝脏脂肪蓄积过多的一种病理状态。将肝组织进行病理切片染色，若在光学显微镜下出现 5% 以上的肝细胞脂肪变，就可以诊断为脂肪肝 [1]。根据肝细胞脂肪变的程度，脂肪肝被分为轻度、中度及重度。轻度脂肪肝：肝细胞脂肪变占 5% ～ 32%；中度脂肪肝：肝细胞脂肪变占 33% ～ 65%；重度脂肪肝：肝细胞脂肪变占 66% 及以上。而根据病因，脂肪肝又可以分为：酒精性肝病、非酒精性脂肪性肝病（non-alcoholic fatty liver disease，NAFLD）、特殊类型脂肪肝。

（一）酒精性肝病

酒精性肝病是由于长期过量饮酒导致的慢性肝损伤。酒精进入人体之后，想要代谢和分解就必须要通过肝脏进行。但是酒精又会影响肝细胞对脂肪酸的分解速度，一旦酒精摄入过多，就会导致脂肪不能完全代谢分解，从而积累在肝脏内，形成脂肪肝。初期表现为酒精性脂肪肝，进而可发展为酒精性脂肪性肝炎（又称酒精性肝炎）、肝纤维化和肝硬化。

（二）非酒精性脂肪性肝病

NAFLD 是由于遗传易感和营养过剩及其并发症（IR、肥胖、代谢综合征、T2D）导致的慢性肝损伤，疾病谱包括非酒精性肝脂肪变（又称单纯性脂肪肝）、非酒精性脂肪性肝炎（non-alcoholic steatohepatitis，NASH）及其相关肝硬化。

（三）特殊类型脂肪肝

这类脂肪肝主要指由某些药物（他莫昔芬、胺碘酮、丙戊酸钠、甲氨蝶呤、糖皮质激素等）和环境毒素（锑、钡、有机溶剂等）导致的脂肪肝，以及炎症性肠病、丙型肝炎病毒感染、肝豆状核变性、自身免疫性肝炎等导致的脂肪肝。

二、肝脏的"警告"——如何诊断 NAFLD?

NAFLD 是全球最常见的慢性肝病，普通成人患病率为 6.3% ～ 45.0%。中东地区和南美洲患病率最高，包括中国在内的亚洲多数国家的 NAFLD 患病率处于中上水平（＞ 25%）。我国上海、北京等地区的流行病学调查结果显示成人脂肪肝的患病率已高达 31%[2]。那么我们应如何早期发现 NAFLD 呢?

（一）临床表现

NAFLD 被称为是"沉默的杀手"，大多数人是没有症状的，往往在体检时才被发现。其实，在病变早期身体已经向我们发出了"警报"，部分患者表现为全身乏力、消化不良、肝区不适等，如果不加重视就会向肝炎、肝硬化阶段发展，最终表现为黄疸、腹水、下肢水肿等等。所以，建议人们定期体检、早期发现。

（二）辅助检查

1. 肝功十项

肝功十项包括丙氨酸转氨酶（ALT）、天冬氨酸转氨酶（AST）、γ- 谷氨酰转移酶（GGT）、碱性磷酸酶（ALP）、总胆红素（TBil）、直接胆红素（CBil）、总蛋白（TP）、白蛋白（ALB）、球蛋白（GLB）、白蛋白 / 球蛋白。脂肪肝的患者往往会表现为转氨酶升高，数值越高，表示肝细胞损伤越严重。

2. 超声

目前超声是脂肪肝定性检查的首选。可根据超声检查肝脏实质回声的增强及肝内血管走行等情况将脂肪肝分为轻度、中度、重度三级。然而超声检查存在操作依赖性强、客观性差等不足。而且超声检查脂肪肝缺乏量化标准，对定量测定脂肪肝有很大局限性 [3]。

3. CT

正常人肝脏的 CT 值高于脾脏，脂肪肝患者肝脏的 CT 值降低，脂肪含量越高，CT 值越低。故临床常用对比肝、脾 CT 值的方法来诊断脂肪肝。实际工作中通常以肝脾 CT 值比值 ≤ 1.0 作为诊断脂肪肝的标准，将脂肪肝分为轻度、中度、重度三级：肝脾 CT 值比值 0.7 ~ 1.0 为轻度，0.5 ~ 0.7 为中度，≤ 0.5 为重度。目前 CT 对脂肪肝的定性和半定量检测已经被广泛接受，但对脂肪肝的定量检测仍缺乏敏感性和特异性，且 CT 检查存在放射性，故不适宜作为脂肪肝筛查及重复多次检查的方法。

4. 磁共振

对脂肪肝的定量检测多采用磁共振波谱成像（magnetic resonance spectroscopy，MRS）。氢质子磁共振波谱（1H-MRS）可以直接检测脂肪和水的质子信号，是一种准确的无创性肝脂肪定量技术 [4, 5]。但由于 MRS 对设备和软件要求高，技术复杂，耗时长，且测量评价区域通常仅是肝脏的一小部分，限制了其在临床的应用。

（三）病理学检查

病理学检查是肝病诊断的"金标准"。随着实验诊断学和放射影像学的发展和普及，肝病的诊断技术已得到很大提高。然而，即使如此，无创伤性检查也并不能完全代替病理学检查。肝脏病理学检查有助于了解肝脏疾病的病因和发病机制，明确肝脂肪变、炎症及纤维化的程度，从而完善治疗方案、评估疗效和判断预后。肝穿刺活检术的成功率高达 95%，确诊率为 70% ~ 90%。若病理学家与临床专家密切合作，诊断率有望提高至 95%。

（四）诊断标准

目前我国针对 NAFLD 诊断的临床指南如下。

===== 凡具备下列第 1~5 项和第 6 项或第 7 项中任何一项者即可诊断为 NAFLD =====

①不饮酒或无过量饮酒史 [过去 12 个月每周饮用乙醇（酒精）男性 < 210 g，女性 < 140 g]。

②除外可导致脂肪肝的其他疾病（病毒性肝炎、药物性肝病、全胃肠外营养、肝豆状核变性等）。

③临床表现可有乏力、消化不良、肝区隐痛、肝脾大等症状及体征。

④可有体重超重和（或）向心性肥胖、空腹血糖升高、血脂紊乱、高血压等代谢综合征相关组分。

⑤血清转氨酶和 γ - 谷氨酰转移酶水平可有轻至中度升高（小于 5 倍正常值上限），通常以 ALT 升高为主。

⑥肝脏影像学表现符合弥漫性脂肪肝的影像学诊断标准。

⑦肝活体组织检查组织学改变符合脂肪性肝病的病理学诊断标准。

（五）筛查前注意事项

超声或 CT 检查前需空腹 8 小时以上。检查前一晚，受检者应该清淡饮食，避免吃肉类、蛋类、豆类等产气多的食品。

三、人体的"隐形炸弹"——NAFLD

倘若 NAFLD 不加以控制，会如何发展呢？最初，它仅表现为单纯性脂肪肝，但随着疾病的进展，最终会一步步发展为 NASH、肝硬化和肝细胞癌[6]。

（一）单纯性脂肪肝

单纯性脂肪肝指甘油三酯在肝细胞内大量沉积，但不伴有坏死、炎性反应、纤维化或肝硬化。形态学诊断标准为，在肝小叶中 30% 以上肝细胞脂肪变性，无其他明显组织学改变。单纯性脂肪肝通常无症状，当病情严重时可有肝区不适、易疲劳、头痛、消化不良、肝部隐痛或胀痛等症状[7, 8]。这是脂肪肝防治的最佳阶段，进展很慢且预后良好，随访 10～20 年肝硬化发生率低（0.6%～3.0%）。但预后良好的单纯性脂肪肝不能视为静止性病变，如不及时治疗将会持续发展[9]。

（二）非酒精性脂肪性肝炎

NASH 是指在非酒精性肝细胞脂肪变性基础上发生的肝细胞炎症，兼具脂肪变性、炎性反应和纤维化的组织学改变，是隐源性肝硬化的重要病因[10]。若不经过治疗，10 年内可有 15%～25% 的 NASH 进展为肝硬化[11]。当肝损伤时，TNF-α 可诱导炎性反应，参与组织损伤，引起肝细胞变性、坏死和纤维组织增生。TNF-α 可能通过诱导氧化反应和降低胰岛素敏感等方式，导致肝细胞炎性反应坏死的发生[12]。而这一时期的患者常常无典型的症状，偶有食欲缺乏、恶心、呕吐、易疲倦、乏力、肝区不适等。

（三）肝硬化

在 NASH 患者中大约有 20% 进展为肝硬化。肝硬化是一种慢性、进行性、弥漫性炎性反应及纤维化肝病。在致病因子反复或持续作用下，正常肝的网状支架塌陷，同时纤维生成，修复被损害的肝组织。随着纤维生成的积累，胶原纤维增生并桥接，并进一步形成硬化性结节。肝细胞呈弥漫性变性、坏死、凋亡，残存肝细胞再生，形成再生结节。处在这一时期的患者主要表现为：乏力、食欲减退、腹胀、恶心、呕吐、发热、出血或贫血、体重明显减轻等。体征有"古铜色"面容、蜘蛛痣、肝掌、掌挛缩、杵状指。早期肝脏中度肿大、质地硬，随着疾病的发展，肝体积明显缩小。腹壁和脐周静脉曲张，出现黄疸、肝臭，伴有下肢踝部水肿、腹水、胸腔积液等[13]。

脂肪肝就如同埋藏在人体内的一颗"隐形炸弹"，倘若不加控制，就会一步步进展，最终"引爆"，造成严重的后果。

四、PCOS 为什么会导致 NAFLD?

NAFLD 在全球的患病率为 25.24%，约 51% 的 PCOS 女性患有 NAFLD。PCOS 妇女非酒精性肝病的发生与 IR、HA、肥胖和炎症因素有关。

（一）胰岛素抵抗

在 IR 的条件下，胰岛素不能充分抑制激素敏感性脂肪酶，脂肪不能被有效分解，从而造成脂肪堆积。储存在脂肪组织中的外周脂肪通过血浆使非酯化脂肪酸流向肝脏。肝脏也通过肠道来源的乳糜微粒吸收膳食脂肪酸。高血糖和高胰岛素血症的组合促进了脂肪生成，并损害了 β 氧化，从而导致肝脂肪变性的发展[14]。此外，在 IR 状态下，胰岛素受体底物 -2（IRS-2）下调，导致甾醇调控元件结合蛋白过度表达，脂肪从头合成上调，从而导致脂肪肝[15]。

（二）高雄激素血症

当体内雄激素水平升高时，雄激素受体（AR）与细胞核中裂解激活蛋白（SCAP）基因中内含子 8 结合，导致 SCAP 表达增加，从而使裂解激活蛋白与甾醇调控元件结合蛋白的结合增加，产脂基因表达增加，产脂酶合成增加，最终使脂肪从头合成增加[16]。此外，高雄激素血症还通过影响线粒体功能、引起细胞凋亡和自噬失衡而导致胰岛素抵抗和肝脂肪变性。在高雄激素血症作用下，线粒体的电子传递和有氧呼吸被破坏，有氧呼吸产生能量异常，导致脂肪无法通过有氧呼吸被代谢，在肝细胞内沉积。此外，线粒体功能的激活可能保护肝细胞免受游离脂肪酸沉积的负面影响[17]。

（三）肥胖

Vassilatou 等[18]研究发现超重和肥胖 PCOS 妇女比非肥胖的 PCOS 妇女更易患 NAFLD。原因是 PCOS 导致肥胖并损害脂肪细胞分化和脂肪因子形成，导致局部（尤其腹部）脂肪组织的积聚。首先，PCOS 会使分泌的脂肪因子向脂肪生成、炎症和纤维化的方向转移，从而导致脂肪肝，甚至肝硬化。其次，肥胖会降低肝脏中分泌型卷曲相关蛋白 5（SFRP5）的水平及其抗炎作用。SFRP5 是一种新型脂肪抗炎因子，可减轻脂肪细胞慢性低度炎症，改善肥胖[19]。除此之外，神经调节蛋白 4（NRG4）能起到一定代谢保护作用。肥胖可能降低了 NRG4 的水平，削弱了 NRG4 对肝脏脂肪生成的调节作用，使其与人表皮生长因子受体 4（ErbB4）的结合能力减弱，影响 ErbB4 磷酸化，从而影响肝内脂肪的合成[20]。

（四）炎症因素

PCOS 患者肝脏中脂肪细胞肥大，导致间质血管压迫，脂肪组织灌注不足和缺氧，刺激 NF-κB 信号通路的激活并调节炎症反应的关键基因的表达。这一过程可诱导炎症介质的产生和释放，并引发体内慢性低水平炎症[21]。

五、为健康保驾护航——PCOS 患者 NAFLD 的治疗

单纯性脂肪肝治疗期间，若能及时去除病因和诱因，肝内脂肪沉积可在数月内完全消退。脂肪性肝炎是可逆性病变，在常规治疗的基础上加用保肝抗炎药物，病变才能完全康复。

（1）改变生活方式：少吃油腻食物及甜食，控制体重，适当运动并多吃蔬菜。

（2）治疗基础病：NAFLD 往往合并其他疾病，如糖尿病、高脂血症等，应积极治疗基础病。

（3）使用保肝药物：建议 NAFLD 患者在医生的指导下使用抗炎保肝药物，如水飞蓟素胶囊、双环醇片、熊去氧胆酸、复方甘草酸苷等。

（4）手术治疗：若 NAFLD 发展到肝硬化甚至肝衰竭阶段，此时药物难以控制，需进行肝移植。等待肝源过程中，仍需积极治疗，延缓疾病进展并减少并发症的发生，同时也可为等待肝移植赢得时间，预防肝移植术后脂肪肝复发。

小故事：第一例 PCOS 患者的 NAFLD 是如何被发现的？

1999 年 2 月 3 日，一名 24 岁的女性因为长期血清转氨酶升高转诊至杜克胃肠病学诊所。医生在详细询问病史后发现，该患者月经不规律，面部多毛，腹部和大腿内侧也有毛发生长，6 年内体重增加了 35 kg。继续深入询问，医生还发现该患者既往诊断为 PCOS，没有进行药物治疗，还伴有不孕症。但患者并没有饮酒史及病毒性肝炎接触史。

病史询问清楚后，医生对其进一步进行了血清学检查，发现肝功能的指标 ALT、AST 明显增加，这提示该患者的肝功能已经严重被损害；睾酮水平也明显升高，结合多毛症的表现，明确了该患者 PCOS 的诊断。除此之外，该患者还患有糖尿病及血脂紊乱等代谢异常。最后医生对其进行了肝脏活检。不出所料，肝活检显示严重的脂肪变性、肝小叶中的中性粒细胞簇和细胞周纤维化，与严重的 NASH 一致。

针对该患者的症状，医生启动了一项饮食和锻炼计划。根据分级运动测试确定，患者的初始运动能力为每分钟 25.8 mL O$_2$/kg。她每周 3 次进行 30 ～ 40 分钟的有氧运动，这种锻炼方式逐渐增加到每周 5 次 60 分钟。此外还鼓励她坚持低脂肪、中等碳水化合物、限制热量的饮食。在 8 个月结束时，她减掉了 12.5 kg，约为初始体重的 11.5%。她的运动能力增加了 19.8%，达到每分钟 30.9 mL O$_2$/kg。在经过 8 个月的治疗后，该患者的血清实验室检测显示转氨酶水平正常化，肝脏活检也显示脂肪变性显著减少，炎症减少[22]。

该报道记录了一名患有 PCOS 且出现该病常见代谢状况女性的 NASH，揭示了 PCOS 与 NAFLD 之间密不可分的联系。

参考文献

[1] 范建高，庄辉，黄蕙. 全球首部"科普版"《脂肪肝防治指南》10 大关键词（一）[J]. 肝博士，2015，0（2）：13-19.

[2]　YOUNOSSI Z M，KOENIG A B，ABDELATIF D，et al. Global epidemiology of nonalcoholic fatty liver disease-Meta-analytic assessment of prevalence，incidence，and outcomes[J]. Hepatology，2016，64（1）：73-84.

[3]　孟颖，梁宇霆. 定量诊断脂肪肝的影像学研究进展 [J]. 国际医学放射学杂志，2014，37（1）：28-32.

[4]　IDILMAN I S，ANIKTAR H，IDILMAN R，et al. Hepatic steatosis：quantification by proton density fat fraction with MR imaging versus liver biopsy[J]. Radiology，2013，267（3）：767-775.

[5]　阳宁静，宋彬，唐鹤菡，等. 1 H-MRS 和 MR 双回波技术活体半定量评价酒精性与非酒精性脂肪肝大鼠模型 [J]. 磁共振成像，2010，1（3）：208-213.

[6]　中华医学会肝病学分会脂肪肝和酒精性肝病学组，中国医师协会脂肪性肝病专家委员会. 非酒精性脂肪性肝病防治指南（2018 年更新版）[J]. 临床肝胆病杂志，2018，34（5）：947-957.

[7]　池肇春. 非酒精性脂肪性肝病 [M]. 北京：军事医学科学出版社，2009：98-99.

[8]　武敬，彭雁忠. 当飞利肝宁胶囊治疗非酒精性单纯性脂肪肝的效果 [J]. 实用临床医学，2018，19（6）：4-5.

[9]　李秀英，袁平戈. 非酒精性脂肪性肝病是进展缓慢的非良性疾病 [J]. 现代医药卫生，2017，33（5）：647-648.

[10]　王慧，徐中菊. 非酒精性脂肪性肝炎的发病机制研究进展 [J]. 世界中医药，2016，12（11）：2813-2814.

[11]　刘亮，肖延风，尹春燕. 内质网应激在高脂饲料诱导幼年大鼠脂肪性肝损伤中的作用 [J]. 西安交通大学学报：医学版，2015，36（6）：724-729.

[12]　CHIMEN M，YATES C M，MC GETTRICK H M，et al. Monocyte subsets coregulate inflammatory responses by integrated signaling through TNF and IL-6 at the endothelial cell interface[J]. J Immunol，2017，198：2834-2843.

[13]　王家馼，李绍白. 肝脏病学 [M]. 3 版. 北京：人民卫生出版社，2013：563-564，630-631，633-634，638-639.

[14]　POSTIC C，GIRARD J. Contribution of de novo fatty acid synthesis to hepatic steatosis and insulin resistance：lessons from genetically engineered mice[J]. Clin Invest，2008，118：829-838.

[15]　SCHREUDER T C，VERWER B J，VAN NIEUWKERK C M，et al. Nonalcoholic fatty liver disease：an overview of current insights in pathogenesis，diagnosis and treatment[J]. World J Gastroenterol，2008，14：2474-2486.

[16] SEIDU T, MCWHORTER P, MYER J, et al. DHT causes liver steatosis via transcriptional regulation of SCAP in normal weight female mice[J]. J Endocrinol, 2021, 250（2）: 49-65.

[17] PETROSILLO G, PORTINCASA P, GRATTAGLIANO I, et al. Mitochondrial dysfunction in rat with nonalcoholic fatty liver involvement of complex I, reactive oxygen species and cardiolipin[J]. Biochim Biophys Acta, 2007, 1767（10）: 1260-1267.

[18] VASSILATOU E, VASSILIADI D A, SALAMBASIS K, et al. Increased prevalence of polycystic ovary syndrome in premenopausal women with nonalcoholic fatty liver disease[J]. Eur J Endocrinol, 2015, 173（6）: 739-747.

[19] SHENGIR M, CHEN T, GUADAGNO E, et al. Non-alcoholic fatty liver disease in premenopausal women with polycystic ovary syndrome: a systematic review and meta-analysis[J]. JGH Open, 2021, 5（4）: 434-445.

[20] LI Y, JIN L, JIANG F, et al. Mutations of NRG4 contribute to the pathogenesis of non-alcoholic fatty liver disease and related metabolic disorders[J]. Diabetes, 2021, 70（10）: 2213-2224.

[21] SPRITZER P M, LECKE S B, SATLER F, et al. Adipose tissue dysfunction, adipokines, and low-grade chronic inflammation in polycystic ovary syndrome[J]. Reproduction, 2015, 149（5）: R219-R227.

[22] BROWN A J, TENDLER D A, MCMURRAY R G, et al. Polycystic ovary syndrome and severe nonalcoholic steatohepatitis: beneficial effect of modest weight loss and exercise on liver biopsy findings[J]. Endocr Pract, 2005, 11（5）: 319-324.

（屈潇潇 哈灵侠）

第六节　维生素 D 缺乏与多囊卵巢综合征
"难脱干系"

大家一定对维生素 D 都不陌生，它是一种脂溶性维生素，主要参与钙磷平衡的调节，促进人体的骨骼发育，对于机体不可或缺。其主要包括维生素 D_2（麦角钙化醇）和维生素 D_3（胆钙化醇）两种形式。80%～90% 的维生素 D 需要通过皮肤上的维生素 D 前体吸收紫外线转化而来，仅有少量的维生素 D 是从日常饮食中获得 [1]。因此，维生素 D 又被称为"阳光维生素"，在缺乏光照的冬天及高纬度地区生活可能会出现维生素 D 供应不足，所以机体需要从外界摄入额外的维生素 D。此时，经皮肤和食物摄入的维生素 D 必须在体内经过两次羟基化反应才能发挥真正的作用，第一次是在肝脏中被 25- 羟化酶羟化为 25-（OH）D，继而在肾脏中被 1α- 羟化酶羟化为 1,25（OH）2D——体内维生素 D 的活性形式，它在血液中与维生素 D 结合蛋白（vitamin D-binding protein，VDBP）相遇后，进一步与靶器官的维生素 D 受体（vitamin D receptor，VDR）结合，开始发挥它的生物学效应 [2, 3]。鉴于 25-（OH）D 在体内浓度最高、半衰期长、不易受到钙离子的影响、稳定性较强，能够真实有效地反映体内维生素 D 水平，因此将其作为机体维生素 D 含量的"代言人"。目前美国内分泌学会推荐以 25-（OH）D ＜ 20.0 ng/mL 定义为维生素 D 缺乏，20.0～29.9 ng/mL 为维生素 D 不足，≥ 30.0 ng/mL 为维生素 D 充足 [4]。

维生素 D 缺乏已成为全球性的公共健康问题。据调查研究发现，世界范围内大约有十亿人存在维生素 D 缺乏或不足，这与我们的日常生活习惯息息相关 [5]。与正常育龄期女性相比，维生素 D 缺乏在 PCOS 人群中更为常见，67%～85% 的 PCOS 女性血清 25-（OH）D ＜ 20 ng/mL[6]。近年来，随着对维生素 D 研究的不断深入，相关学者发现维生素 D 除了作用于骨骼系统以外，还与自身免疫性疾病、糖尿病、高血压、炎症及肿瘤等疾病密切相关[7]。除此之外，维生素 D 还参与了 PCOS 的发生、发展，当维生素 D 水平低下时可加重 PCOS 女性的肥胖、胰岛素抵抗、高雄激素血症，并增加 2 型糖尿病、代谢综合征、心血管疾病等的发生风险[8]。

一、揭开维生素 D 在 PCOS 女性生殖健康中的"面纱"

影响 PCOS 女性生殖健康的一个重要因素是排卵障碍，主要表现为月经不调及卵泡发育不良，导致"无种子排出"或"成熟的种子数量少"[9]。抗米勒管激素（AMH）能够反映卵巢储备功能和卵巢反应性，是评估女性生育力的重要指标。AMH 由卵巢颗粒细胞分泌，主要表达于 2 ~ 6 mm 的窦卵泡中，通过抑制卵巢对 FSH 的敏感性和卵巢颗粒细胞中芳香化酶的活性而导致卵泡发育停滞[10]。通常情况下，PCOS 女性的窦卵泡数较多，颗粒细胞过度分泌 AMH，因此 PCOS 女性的血清 AMH 水平普遍高于正常育龄期女性。

良好的子宫内膜是胚胎成功孕育的"土壤"，分泌期的子宫内膜会变得越来越厚，越来越疏松，像柔柔的海绵暖床，释放着营养物质。"卵泡姑娘"与"精子男孩"结合后形成的胚胎会在这片"暖床"上寻觅着最温暖的角落，悄悄地着床。我们将子宫内膜允许胚胎定位、黏附并最终着床的能力称之为子宫内膜容受性，这是影响 PCOS 女性生殖健康的另一重要因素。同源框基因 A10（HOXA10）是评估子宫内膜容受性的一个重要标志物，PCOS 女性长期的代谢障碍及生殖内分泌紊乱可能会影响子宫内膜上相关受体及标志物的表达，影响子宫内膜容受性[11]。

（一）维生素 D 与"卵泡姑娘"的故事

研究发现维生素 D 在卵巢类固醇激素的生成中发挥重要的调节作用，可以促进雌二醇、雌酮和孕酮的产生，还能刺激卵巢产生胰岛素样生长因子结合蛋白 -1（IGFBP-1）。这些激素对卵泡的发育和成熟都有积极作用。在一项对恒河猴的实验中，研究人员发现维生素 D 可能影响卵泡与卵母细胞的生长，低剂量的维生素 D 可以促进窦前卵泡生长，高剂量的维生素 D 可使卵泡的直径变得更大。

另外，越来越多的研究证明维生素 D 与 AMH 之间存在密切关联。研究发现 AMH 基因启动子区域上存在维生素 D 反应原件，并且 VDR 明显表达于卵巢颗粒细胞中，它的表达量随着卵泡的直径增加而增加。以上都为维生素 D 与 AMH 的表达及卵泡成熟提供直接的分子联系。PCOS 女性的 AMH 水平在补充维生素 D 后较前显著降低，可能是维生素 D 通过抑制 AMH 受体的表达，降低了 AMH 对卵泡的抑制作用，同时增加卵泡刺激素受体的表达，从而调节了卵泡的发育，使它顺利成熟并成功排卵。

有学者对接受促排卵治疗的 PCOS 女性进行研究，发现体内充足的维生素 D 水平可以促进卵泡发育成熟并提高排卵率，可能也有益于后续的胚胎发育潜力，使不孕女性获得高质量的宝宝。由于维生素 D 具有较高的可及性、安全性和易管理性，补充维生素 D 可能是改善 PCOS 女性生殖健康的一种经济有效的策略。

（二）维生素 D 缺乏与"土壤"环境

PCOS 女性的排卵功能障碍在经过促排卵治疗后有所改善，但仍有胚胎不能顺利着床的情况发生，从而导致成功妊娠的概率降低，流产率升高，困扰了众多有生育需求的 PCOS 女性。

随着对维生素 D 不断深入的研究，有学者发现体内的活性维生素 D 与子宫内膜中的 HOXA10 受体相结合，使 HOXA10 在胚胎植入阶段中表达增加，为胚胎成功着床和后续发育提供了至关重要的条件[12]。研究发现在小鼠的子宫内膜中也有 VDR 表达，当 VDR 基因突变时雌性小鼠表现为子宫发育不全，无法生育[13]。另外，在胚胎种植窗口子宫内膜 VDR 高表达的女性较 VDR 低表达的女性获得临床妊娠的概率是增加的。PCOS 女性规律地补充维生素 D 可以改善子宫血运，并且使长期代谢异常导致的子宫内膜病理性增生及凋亡程度显著降低，从而有助于胚胎的植入。

值得一提的是，当 PCOS 女性沉浸在成功怀孕的喜悦中，此时也不能放松警惕，维生素 D 缺乏可能会增加早期流产发生的风险。因为胎儿携带 50% 不同于母体的父系抗原，所以可以将妊娠认为是一种半同种异体移植的过程。最终成功妊娠主要依赖于母体中的免疫系统对胎儿的识别和认同，形成一种免疫耐受并产生保护性免疫应答。维生素 D 是母胎免疫调节活动中的一个潜在的免疫调节分子，能够调节细胞因子和相关蛋白，使细胞因子平衡，并且远离炎症细胞，减少抗磷脂抗体、自然杀伤细胞等对早期妊娠的不良影响，增强妊娠女性的免疫耐受，保护胚胎植入过程，有效减少早期流产的发生[14]。维生素 D 还可以刺激胎盘催乳素和人绒毛膜促性腺激素的合成和分泌，有利于钙离子在胎盘中运输，为胚胎植入提供更好的"土壤"，为宝宝发育保驾护航[15]。

（三）维生素 D 与 PCOS 女性妊娠期并发症

对准妈妈们来说，预防妊娠期并发症至关重要。由于胎儿生长发育对维生素 D 的生理需求有所增加，若妊娠期维生素 D 摄入不足且缺乏日光照射，孕妇更容易发生维生素 D 缺乏。妊娠期维生素 D 缺乏增加了妊娠期疾病发生的风险，如妊娠糖尿病、妊娠高血压综合征、子痫前期、早产、细菌性阴道炎等，并增加了剖宫产率及新生儿的不良结局，严重影响母婴健康。

1. 对母体的影响

世界范围内有 5% ～ 25% 的孕妇伴有妊娠糖尿病，严重威胁了母婴健康，而 PCOS 女性是患妊娠糖尿病的高危人群，其发生妊娠糖尿病的概率是正常女性的 3 倍。胰岛素抵抗和胰岛细胞功能障碍是妊娠糖尿病发病的关键，维生素 D 不仅参与了 PCOS 女性胰岛素抵抗的发生和发展，而且与妊娠糖尿病也关系密切。有学者发现伴有妊娠糖尿病的孕妇维生素 D 水平明显低于正常孕妇，维生素 D 水平每降低 12.5 nmol/L，发生妊娠糖尿病的风险就提高 29%。补充维生素 D 可以改善妊娠糖尿病患者的胰岛素抵抗，降低机体空腹血糖、空腹胰岛素和糖化血红蛋白水平[16]。

妊娠高血压综合征也是妊娠期常见的一种疾病，而子痫前期是妊娠 20 周后最严重的并发症，是导致孕妇围产期死亡的重要原因。维生素 D 作为一种脂溶性维生素，在体内发挥免疫调节、抗炎和促进胎盘血管生成等生理功能，并通过调节机体对钙离子的吸收，影响血清钙浓度，从而影响孕妇的血管收缩功能，最终影响孕妇的血压情况。在妊娠中晚期，与正常孕妇相比，伴有妊娠高血压综合征的孕妇维生素 D 水平更低。孕期维生素 D 低水平状态明显增加了子痫前期的发病风险。而在妊娠中期每天规律补充维生素 D 400 ～ 600 U，患子痫前期的风险能够显著下降 [17]！

2. 对胎儿的影响

胎儿体内的 25-（OH）D 完全由母体胎盘提供，因此，孕妈妈维生素 D 缺乏可能会对胎儿的生长发育产生不良影响。妊娠期维生素 D 缺乏会威胁胎儿骨骼系统发育，并且对神经系统的发育也产生重要的影响。孕妈妈的维生素 D 水平与新生儿的维生素 D 水平息息相关，孕妈妈若不及时地补充维生素 D，胎儿在出生后也很快会出现维生素 D 缺乏，在婴幼儿期以及学龄期易患佝偻病，引起生长发育迟缓、骨骼畸形、肌肉无力以及手足抽搐等，成年后发生自身免疫性疾病、心血管疾病、神经系统疾病及癌症等的概率也会上升 [18, 19]。除此之外，产前维生素 D 水平与后代的智商或认知发育之间也密切相关。

因此，维生素 D 在孕期有着非常重要且不同于非孕期的生理作用。妊娠阶段维生素 D 缺乏无疑给孕妈妈敲响了生命的警钟，平时一定要重视维生素 D 水平的检测以及补充，预防多种妊娠期并发症的发生，更加充分地保障孕产妇及子代的健康。

二、维生素 D 与 PCOS 代谢紊乱的"是是非非"

（一）维生素 D 缺乏与 PCOS 的胰岛素抵抗

60% ～ 80% 的 PCOS 女性都存在 IR，尤其是肥胖的 PCOS 女性，她们的胰岛素抵抗率高达 95%[20]。换句话说，患有 PCOS 的女性在很大程度上与 IR 摆脱不了干系，IR 与继发的高胰岛素血症是 PCOS 发生、发展的始动因素和中心环节。

与体内维生素 D 水平充足的 PCOS 女性相比，维生素 D 缺乏的 PCOS 女性发生胰岛素抵抗的概率更高。研究发现，维生素 D 水平与高胰岛素血症之间呈显著负相关，PCOS 女性维生素 D 缺乏将增加 IR 发生的风险；PCOS 女性机体维生素 D 水平和 HOMA-IR 呈负相关 [21]。维生素 D 缺乏如何导致 IR 发生是值得深入研究的问题，下面为大家简单介绍其发生的可能机制：在人体中，人类胰岛素受体基因的启动子中存在着维生素 D 反应元件，维生素 D 作为一种化学信号刺激了胰岛素受体的表达，促进胰岛素对葡萄糖转运的反应能力，对胰岛素的降糖作用产生积极影响 [22]；而且，维生素 D 也能通过调节钙磷代谢来影响胰岛素的分泌；前面我们提到，胰岛素是由胰岛 β 细胞分泌的，而维生素 D 能够抑制胰岛 β 细胞的凋亡，恢复受损的胰岛素分泌功能 [23]；另外，机体的炎症反应也会导致胰岛素抵抗，维生素 D 通过调节体内炎性细胞因子的产生，改善胰岛素抵抗 [24]。有研究证明，当维生素 D 浓度由 25 nmol/L 增加到 75 nmol/L 时，胰岛素敏感性增加了 60%。PCOS 女性进行补充维生素 D 治疗，可以降低空腹血糖和空腹胰岛素水平，有效改善胰岛素抵抗，延缓 2 型糖尿病的发展进程，使 PCOS 女性的健康状况得以改善。

（二）维生素 D 缺乏与 PCOS 的高雄激素血症

高雄激素血症也是 PCOS 的典型症状之一，60% 的 PCOS 女性血清雄激素水平是升高的。由于 PCOS 女性长期存在高雄激素血症，未成熟的卵母细胞处于高雄激素环境，阻断优势卵泡的成长发育，使卵泡生长停滞、最终闭锁，进而影响"种子"的质量。雄激素水平过高也会影响子宫内膜微环境，使"土壤"变得贫瘠，干扰"种子"的着床，导致 PCOS 女性不孕。高雄激素血症也可降低葡萄糖转运蛋白 -4（GLUT-4）的敏感性和表达水平，抑制肝脏对胰岛素的降解，加重肥胖，并导致胰岛素抵抗。我们前面提到胰岛素抵抗同样可能诱发高雄激素血症，所以它们之间为相互促进、相互影响的关系，共同参与了 PCOS 的发生和发展。

有研究显示，PCOS 女性血清维生素 D 水平与反映高雄激素血症的指标（如 DHEAS、FAI、总睾酮）呈负相关，与 SHBG 呈正相关。与不伴多毛症的 PCOS 女性相比，伴有多毛症的 PCOS 女性维生素 D 水平更低[25]。但是研究人员发现，在控制 BMI 后，SHBG 与维生素 D 的关系随之消失；在相同 BMI 时，多毛症女性的维生素 D 水平较正常女性明显降低[26]，这说明肥胖可能是高雄激素血症和维生素 D 之间的桥梁。通常建议口服短效避孕药作为青春期、育龄期 PCOS 女性高雄激素血症和多毛症、痤疮的首选治疗方法。最新的研究显示，PCOS 伴维生素 D 缺乏的女性补充维生素 D 及钙剂 12 周后，总睾酮水平、FAI 及多毛症程度较前显著降低，SHBG 水平显著升高，证明维生素 D 一定程度上改善了高雄激素的症状，也是 PCOS 治疗过程中关键的一环。

（三）维生素 D 缺乏与 PCOS 的肥胖

有学者认为，肥胖的 PCOS 女性血清维生素 D 水平显著低于非肥胖的 PCOS 女性，并且 PCOS 女性的维生素 D 水平与 BMI、体脂及腰围呈负相关[27]。同时，一项 Meta 分析表明，BMI 是影响 PCOS 女性及正常女性血清维生素 D 水平的独立危险因素。针对肥胖 PCOS 患者进行的研究发现，与维生素 D 水平较低者相比，维生素 D 水平较高者采用低热量饮食方式时起效较快，减重速度也更快。因此，推测提高维生素 D 水平不失为一种减轻体重的有效治疗方式。关于肥胖与维生素 D 缺乏之间的因果关系仍不明确。一方面，维生素 D 为一种脂溶性维生素，肥胖女性的脂肪组织可吸收大量维生素 D，使其滞留于脂肪组织中，导致维生素 D 生物利用度降低，并且肥胖可致使生长激素分泌减少，抑制肾脏 1α-羟化酶的表达，进而减少活性维生素 D 的生成[28]；另一方面，肥胖患者通常有不良的生活习惯，较少进行户外活动，缺少日光照射，使皮肤合成维生素 D 减少[29]。此外，瘦素作为一种能量调节激素，可以使机体产生饱腹感，而维生素 D 则是体内瘦素合成所必需的物质，维生素 D 缺乏可引起瘦素水平下降，使 PCOS 女性食欲增加，能量摄取增多、消耗减少，从而导致肥胖[30]。且肥胖患者与非肥胖患者的膳食习惯及维生素 D 代谢可能也不甚相同，导致维生素 D 水平存在差异。所以"先有鸡还是先有蛋？"，究竟是肥胖导致 PCOS 女性维生素 D 缺乏，还是维生素 D 缺乏引起 PCOS 女性肥胖，需要画上一个问号。

（四）维生素 D 缺乏与 PCOS 的脂代谢紊乱

为了研究维生素 D 与脂代谢之间的关系，研究人员对小鼠进行高脂饲料喂养。一个月后发现，小鼠不仅血清胆固醇水平较之前明显升高，而且维生素 D 水平显著降低。研究还发现当维生素 D 缺乏时，体内的总胆固醇、甘油三酯水平升高，高密度脂蛋白下降；在校正体脂百分比后，维生素 D 水平依旧与甘油三酯、高密度脂蛋白密切相关[31]。那么维生素 D 是如何影响 PCOS 女性体内血脂水平的？首先，当维生素 D 缺乏时，甲状旁腺激素（parathyroid hormone，PTH）紧接着升高，降低体内的脂解活性。其次，维生素 D 通过增加肝细胞内的钙离子水平来增加脂肪酶活性并刺激肝脏中微粒体甘油三酯转运蛋白（microsomal triglyceride transfer protein，MTP）的表达；MTP 是一种参与甘油三酯、胆固醇酯及磷脂跨膜转运的二聚体蛋白，能进一步降低循环中总胆固醇及甘油三酯的水平。最后，维生素 D 还能抑制过氧化物酶体增殖物激活受体 γ（PPARγ）的表达，增强胰岛素敏感性，并抑制前脂肪细胞分化为脂肪细胞，从而缓解胰岛素抵抗，改善体内的脂质代谢。

脂质谱长期异常使体内的 C 反应蛋白、内皮素 -1 及同型半胱氨酸等因子浓度增加，攻击动脉血管，使血管内皮功能受损、血管弹性降低。久而久之，PCOS 女性发生心血管系统疾病的风险增加[32]。一些 PCOS 女性在接受维生素 D 治疗后，血脂、胆固醇等代谢指标水平较前降低，机体逐渐恢复正常的脂质代谢。因此，维生素 D 对 PCOS 女性的血脂代谢也有一定的影响，补充维生素 D 可以改善机体的血脂代谢，从而预防心血管系统疾病的发生。

三、维生素 D 与 PCOS 女性心理障碍

虽然 PCOS 的生殖内分泌紊乱和代谢障碍被大家所熟知，但 PCOS 女性由于长期承受月经失调、不孕症及代谢综合征等并发症的困扰，生活质量下降，容易产生心理障碍，而这恰恰经常被人们忽视。最早在 1968 年，有研究人员发现 PCOS 女性出现了相关的精神心理变化。在 2002 年，一项关于 30 例 PCOS 女性的调查问卷显示，她们认为自己不同于常人，缺乏女性的特征，患者的自我性别认同感丧失。而最近的研究揭示，有 50% 的 PCOS 女性伴有明显的精神心理障碍，如社交障碍、抑郁症、焦虑症、孤独症等[33]。

（一）维生素 D 会影响心理健康吗？

实际上，维生素 D 水平降低可能与抑郁症密切相关，精神分裂症和重度抑郁症患者的维生素 D 水平都是明显降低的。美国国家健康和营养调查研究发现，与维生素 D 水平充足的人群相比，维生素 D 缺乏的人群患抑郁症的风险增加了 85%。有研究人员专门针对 PCOS 女性展开抑郁症预测因素的研究调查，发现维生素 D 水平与抑郁症筛查量表评分（PHQ 评分）呈负相关，维生素 D 缺乏时会引起或加重 PCOS 女性的抑郁症[34]。而补充维生素 D 可以有效改善抑郁症的症状，有益于心理健康。

（二）维生素 D 如何影响心理健康？

第一，维生素 D 受体在大脑皮质、海马、杏仁核、下丘脑、垂体等区域中都有所分布，这些区域都与抑郁症的病理生理学有关，是产生情绪、识别情绪和调节情绪，控制学习和记忆的脑部组织。第二，维生素 D 状态也会影响大脑中关键神经递质的合成和释放，如多巴胺、5-羟色胺，它们可以使我们感受到幸福与快乐，为身体注入活力；维生素 D 缺乏会引起神经递质的异常并导致抑郁[35]。第三，维生素 D 也是一种神经类固醇激素，能够影响神经调节及脑组织发育等生理过程。

当发觉自己出现了某些精神心理障碍时，PCOS 女性一定要寻求专业医

生的帮助，并进行个体化的心理治疗。补充维生素 D 也可作为综合治疗计划中的一部分。低水平的维生素 D 会加重抑郁症和延长抑郁症的恢复时间。因此，维持维生素 D 平衡对于抑郁症的恢复有着重要的意义。

四、如何有效补充维生素 D?

（一）适量晒太阳是基本手段

前面我们提到，维生素 D 大部分由皮肤上的维生素 D 前体通过吸收紫外线转化而来，从阳光中获取维生素 D 是最佳且便捷的方法。为了避免强烈阳光对皮肤造成伤害（如皮肤红肿或者过敏），应该在上午 10 点前、下午 2 点后走到户外，一周大概 2 ～ 3 次，让四肢充分接受日光沐浴。但大多数现代女性承担了更多的家庭、社会责任，工作、生活压力大，较少进行户外活动，且为了追求皮肤白皙经常使用各种防晒用品，导致难以通过阳光合成足够的维生素 D，这时候就要依靠外源性维生素 D 补充。

（二）食物的补充

有少部分的维生素 D 来源于日常的膳食，最佳来源是富含脂肪的鱼类，如鲑鱼、金枪鱼、鳗鱼等深海鱼。鸡肝、鸭肝、猪肝等动物肝脏，以及蘑菇（生茸蘑菇、干香菇、双孢蘑菇、白蘑菇）、牛奶、鸡蛋、坚果等食物中都富含天然维生素 D，日常生活要注意构建合理、营养均衡的饮食结构。

（三）药物治疗

《中国居民膳食指南（2022）》[36] 中提出，为了保证个体维生素 D 充足或潜在益处，建议将机体维生素 D 水平维持在 50 ～ 75 nmol/L，单纯依靠食物补充维生素 D 可能不能满足机体的需求。临床医生要根据患者的症状、体征、维生素 D 缺乏程度及季节等因素，综合考虑治疗方案。若存在维生素 D 缺乏，我们建议肌内注射维生素 D 注射液，每周 2 次、共 10 mg，短期内能够快速提高体内维生素 D 水平。后续口服碳酸钙维生素 D_3 颗粒，每天 1 次，每次

500 mg，以固定负荷剂量维持体内维生素 D 水平，确保 PCOS 女性机体维生素 D 代谢平衡，从而有效改善代谢紊乱及生殖功能障碍，预防远期并发症的发生。

参考文献

[1] CHANG S W，LEE H C. Vitamin D and health-the missing vitamin in humans[J]. Pediatrics & Neonatology，2019，60（3）：237-244.

[2] SAPONARO F，SABA A，ZUCCHI R. An update on vitamin D metabolism[J]. International Journal of Molecular Sciences，2020，21（18）：6573.

[3] HANEL A，CARLBERG C. Vitamin D and evolution：pharmacologic implications[J]. Biochemical Pharmacology，2020，173（3）：113595.

[4] CESAREO R，ATTANASIO R，CAPUTO M，et al. Italian Association of Clinical Endocrinologists（AME）and Italian Chapter of the American Association of Clinical Endocrinologists（AACE）position statement：clinical management of vitamin D deficiency in adults[J]. Nutrients，2018，10（5）：546.

[5] HOU H，ZHANG J Y，CHEN D，et al. Altered decidual and placental catabolism of vitamin D may contribute to the aetiology of spontaneous miscarriage[J]. Placenta，2020，92：1-8.

[6] THOMSON R L，SPEDDING S，BUCKLEY J D. Vitamin D in the aetiology and management of polycystic ovary syndrome[J]. Clinical Endocrinology，2012，77（3）：343-350.

[7] HOLICK M F. Vitamin D deficiency[J]. New England Journal of Medicine，2007，357（3）：266-281.

[8] MU Y，CHENG D，YIN T，et al. Vitamin D and polycystic ovary syndrome：a narrative review[J]. Reproductive Sciences，2021，28（8）：2110-2117.

[9] 李慧蓉，魏兆莲. 多囊卵巢综合征卵巢颗粒细胞凋亡研究进展 [J]. 国际生殖健康 / 计划生育杂志，2009，28（5）：331-333.

[10] KOHZADI M，KHAZAEI M R，CHOOBSAZ F，et al. Relationship between serum levels of anti-mullerian hormone，adiponectin and oxidative stress markers in patients with polycystic ovary syndrome[J]. International Journal of Fertility & Sterility，2020，14（1）：27.

[11] KARA M，OZCAN S S，ARAN T，et al. Evaluation of endometrial receptivity by measuring HOXA-10，HOXA-11，and leukemia inhibitory factor expression in patients with polycystic ovary syndrome[J]. Gynecology and Minimally Invasive Therapy，2019，8（3）：118.

[12] LERCHBAUM E, OBERMAYERPIETSCH B. Mechanisms in endocrinology: vitamin D and fertility: a systematic review[J]. European Journal of Endocrinology, 2012, 166 (5): 765-778.

[13] JOHNSON L E, DELUCA H F. Vitamin D receptor null mutant mice fed high levels of calcium are fertile[J]. The Journal of Nutrition, 2001, 131 (6): 1787-1791.

[14] IKEMOTO Y, KURODA K, NAKAGAWA K, et al. Vitamin D regulates maternal T-helper cytokine production in infertile women[J]. Nutrients, 2018, 10 (7): 902.

[15] ANAGNOSTIS P, KARRAS S, GOULIS D G. Vitamin D in human reproduction: a narrative review[J]. International Journal of Clinical Practice, 2013, 67 (3): 225-235.

[16] SAHEBI R, REZAYI M, EMADZADEH M, et al. The effects of vitamin D supplementation on indices of glycemic control in Iranian diabetics: a systematic review and meta-analysis[J]. Complementary Therapies in Clinical Practice, 2019, 34: 294-304.

[17] ALI A M, ALOBAID A, MALHIS T N, et al. Effect of vitamin D3 supplementation in pregnancy on risk of preeclampsia-randomized controlled trial[J]. Clinical Nutrition, 2019, 38 (2): 557-563.

[18] KASSAI M S, CAFEO F R, AFFONSO-KAUFMAN F A, et al. Vitamin D plasma concentrations in pregnant women and their preterm newborns[J]. BMC Pregnancy and Childbirth, 2018, 18 (1): 1-8.

[19] CHEN Y H, FU L, HAO J H, et al. Maternal vitamin D deficiency during pregnancy elevates the risks of small for gestational age and low birth weight infants in Chinese population[J]. The Journal of Clinical Endocrinology & Metabolism, 2015, 100 (5): 1912-1919.

[20] 乔杰, 齐新宇, 徐雅兰, 等. 关注影响女性健康的重要生殖内分泌疾病多囊卵巢综合征 [J]. 中国实用妇科与产科杂志, 2020, 36 (1): 1-9.

[21] KRUL-POEL Y H M, KOENDERS P P, STEEGERS-THEUNISSEN R P, et al. Vitamin D and metabolic disturbances in polycystic ovary syndrome (PCOS): a cross-sectional study[J]. PloS One, 2018, 13 (12): e0204748.

[22] JOHN A N, JIANG F X. An overview of type 2 diabetes and importance of vitamin D3-vitamin D receptor interaction in pancreatic β-cells[J]. Journal of Diabetes and Its Complications, 2018, 32 (4): 429-443.

[23] SZYMCZAK-PAJOR I, ŚLIWIŃSKA A. Analysis of association between vitamin D deficiency and insulin resistance[J]. Nutrients, 2019, 11 (4): 794.

[24] MAKTABI M, CHAMANI M, ASEMI Z. The effects of vitamin D supplementation on metabolic status of patients with polycystic ovary syndrome: a randomized, double-blind,

placebo-controlled trial[J]. Hormone and Metabolic Research，2017，49（7）：493-498.

[25] KARADAĞ C，YOLDEMIR T，YAVUZ D G. Effects of vitamin D supplementation on insulin sensitivity and androgen levels in vitamin-D-deficient polycystic ovary syndrome patients[J]. Journal of Obstetrics and Gynaecology Research，2018，44（2）：270-277.

[26] WEHR E，PILZ S，SCHWEIGHOFER N，et al. Association of hypovitaminosis D with metabolic disturbances in polycystic ovary syndrome[J]. European Journal of Endocrinology，2009，161（4）：575.

[27] KRUL-POEL Y H M，SNACKEY C，LOUWERS Y，et al. The role of vitamin D in metabolic disturbances in polycystic ovary syndrome：a systematic review[J]. European Journal of Endocrinology，2013，169（6）：853-865.

[28] 叶碧绿. 维生素 D 与多囊卵巢综合征相关性的研究进展 [J]. 生殖医学杂志，2014，23（6）：431-434.

[29] ABBAS M A. Physiological functions of vitamin D in adipose tissue[J]. Journal of Steroid Biochemistry and Molecular Biology，2017，165（1）：369-381.

[30] SCOTT D，JOHAM A，TEEDE H，et al. Associations of vitamin D with inter-and intra-muscular adipose tissue and insulin resistance in women with and without polycystic ovary syndrome[J]. Nutrients，2016，8（12）：774.

[31] NADERPOOR N，SHORAKAE S，ABELL S K，et al. Bioavailable and free 25-hydroxyvitamin D and vitamin D binding protein in polycystic ovary syndrome：relationships with obesity and insulin resistance[J]. The Journal of Steroid Biochemistry and Molecular Biology，2018，177（3）：209-215.

[32] CHUN R F，LIU P T，MODLIN R L，et al. Impact of vitamin D on immune function：lessons learned from genome-wide analysis[J]. Frontiers in Physiology，2014，21（5）：151.

[33] KOLHE J V，CHHIPA A S，BUTANI S，et al. PCOS and depression：common links and potential targets[J]. Reproductive Sciences，2021：1-18.

[34] LIGHT R S，CHILCOT J，MCBRIDE E. Psychological distress in women living with polycystic ovary syndrome：the role of illness perceptions[J]. Women's Health Issues，2021，31（2）：177-184.

[35] 项守奎，王龙，吴阳，等. 多囊卵巢综合征患者血清维生素 D 水平与抑郁症的关系 [J]. 临床荟萃，2015，30（6）：649-653.

[36] 中国营养学会. 中国居民膳食指南（2022）[M]. 北京：人民卫生出版社，2022.

（杜玉冬　哈灵侠）

第七节　高同型半胱氨酸血症与多囊卵巢综合征

　　说起同型半胱氨酸（homocysteine，Hcy），你可能觉得这个名字有些陌生。但如果说它是身体里的一个"信号灯"，是反映人体心脑血管疾病的重要指标，并且与备孕、优生优育这些大事儿息息相关，是不是就立刻产生兴趣了？来吧，就让我们一起了解一下 Hcy 的来龙去脉吧！

　　Hcy 为一种含巯基的氨基酸，可以将它看作甲硫氨酸和半胱氨酸代谢过程中的"中间人"[1]。Hcy 本身不是什么坏东西，人体可以通过一定途径把它转化成两种有益的物质：一种是谷胱甘肽——体内重要的抗氧化剂；另一种是一种甲基供体，称为 S- 腺苷甲硫氨酸（S-adenosyl- methionine，SAM），它是对大脑和身体有益的"智力"营养素[2]。

　　血浆 Hcy 水平主要受环境因素和遗传因素的影响。环境因子包括足够的维生素 B_6、维生素 B_{12} 和叶酸，它们作为特定的辅酶和因子参与代谢，保证 Hcy 的转化。而主要遗传因素是 Hcy 代谢酶基因的多态性，亚甲基四氢叶酸还原酶（methylenetetrahydrofolate reductase，MTHFR）是叶酸代谢途径中的关键酶，可介导 Hcy 在人体内的清除，促进 DNA 甲基化反应；甲硫氨酸合成酶还原酶（methionine synthase reductase，MTRR）是参与体内叶酸 /Hcy 代谢的关键酶，能够催化有功能活性的甲硫氨酸合酶的重新生成，维持叶酸代谢过程，介导叶酸的生物活性。*MTHFR* 基因的 c.677C＞T 位点、c.1298A＞C 位点，以及 *MTRR* 基因 66A＞G 点突变后会降低叶酸利用率，易引起叶酸缺乏，从而导致 Hcy 代谢障碍。血浆中 Hcy 的生成和转化代谢过程像"平衡木"一样保持着动态平衡，当代谢过程中任何关键酶、辅助因子缺乏或降低均可导致 Hcy 的代谢障碍，使之蓄积在体内而形成高同型半胱氨酸血症

（hyperhomocysteinemia，HHcy）。长期饮用咖啡、吸烟、饮酒等也可使血浆 Hcy 浓度升高[3]。

根据血液中同型半胱氨酸浓度，HHcy 分为轻型（15 ～ 30 μmol/L）、中间型（31 ～ 100 μmol/L）和重型（> 100 μmol/L）[4]。那么 Hcy 水平升高会对机体造成什么危害呢？① Hcy 可以引起氧化应激反应，导致血管内皮细胞和内质网损伤，影响一氧化氮合酶表达，使 NO 合成减少，促进 NO 分解，降低血管舒张反应[4]；② Hcy 升高促进内皮素（ET）产生，还可诱导内皮细胞产生和激活促凝血因子，促进纤溶酶原激活物抑制物（PAI）的表达，从而引起血液凝血和纤维蛋白溶解系统功能紊乱，导致静脉血栓形成；③ HHcy 会促进细胞凋亡、DNA 损伤、血管平滑肌细胞增殖和胶原的合成；④ HHcy 可以产生大量的 S- 腺苷同型半胱氨酸——它是体内所有甲基转移反应的竞争性抑制剂，能抑制甲基转移酶活性，干扰甲基化反应，影响 RNA、DNA 合成并引起 DNA 损伤。总之，HHcy 能在一定程度上增加冠心病、外周血管疾病、脑血管疾病及糖尿病的发病风险。那么，PCOS 作为一种代谢问题，Hcy 与它之间有什么关系呢？

一、高同型半胱氨酸血症——代谢循环的"破坏者"

（一）HHcy 与 PCOS 的胰岛素抵抗

有学者在一项针对 1718 例 PCOS 患者的研究中发现，合并 IR 的 PCOS 女性 Hcy 水平相较其他非 IR 的 PCOS 女性是升高的，表明 IR 可能是 PCOS 患者 Hcy 水平升高的原因[5]。也有学者对 102 例 Hcy 水平正常和 94 例 HHcy 的 PCOS 患者进行研究，发现 HHcy 的 PCOS 患者空腹胰岛素、胰岛素抵抗指数都有所增加，认为 PCOS 患者 Hcy 水平升高可能是导致 PCOS 患者胰岛素抵抗的影响因素之一[6]。可能是 HHcy 和 IR 的共同影响，导致 PCOS 患者糖脂代谢的异常，使代谢紊乱风险升高。

PCOS 患者 Hcy 浓度的升高与 IR 或高胰岛素血症之间是一种正相关的关

系，其可能的机制为：① Hcy 通过促进 CD14$^+$、CD18$^+$单核细胞的分化增强 PCOS 患者的 IR[6]；② Hcy 可能通过激活 ROS-PKC-NF-κB 途径上调分化脂肪细胞中局部抵抗素的表达和分泌，促进 IR[7]；③ HHcy 可能通过雌激素介导的巨噬细胞 M1/M2 极化失衡导致 IR[8]；④高胰岛素血症能够抑制肝细胞中胱硫醚 β 合成酶的表达，进而影响血浆 Hcy 的清除[9]。还有一部分研究显示 PCOS 患者的 Hcy 水平与 IR 无关。PCOS 患者 Hcy 水平与糖代谢的相互作用有待更多的临床研究证实。临床实践中，医生经常会使用二甲双胍治疗 PCOS 患者，来改善她们的激素水平、代谢状况等，从而保护 PCOS 患者的血管，使其不发生改变，延缓慢性疾病的进展。但是，二甲双胍治疗并不能降低 PCOS 患者的 Hcy 水平，尤其是 BMI > 25 kg/m^2 的女性。

（二）HHcy 与 PCOS 的高雄激素血症

HA 是 PCOS 患者的典型临床表现，也是导致 PCOS 患者代谢紊乱及肝脏脂肪变性的重要原因之一[10]。血清总睾酮水平升高是导致 PCOS 患者 HHcy 的主要因素。HA 和 HHcy 都可以增加 PCOS 患者远期发生心血管系统疾病的风险[11]。有学者针对 115 例高雄激素型 PCOS 患者和 98 例非高雄激素型 PCOS 患者进行研究，显示高雄激素型 PCOS 患者的 Hcy 水平高于非高雄激素型 PCOS 患者，这可能与高雄激素能降低胱硫醚 β 合成酶活性，进而导致体内 Hcy 蓄积有关[12]。

另有研究表明，HHcy 既可以促进高雄激素血症，又可以直接调节脂质代谢，导致血脂异常，高雄激素血症一定程度上能够放大 HHcy 在血脂代谢中的作用[13]。一项在 HHcy 大鼠模型中的实验发现 HA 和 Hcy 共同影响了低密度脂蛋白受体（low-density lipoprotein receptor，LDLR）水平，协同破坏 PCOS 患者体内的脂质平衡。Hcy 与糖脂代谢及高雄激素之间相互影响，共同作用下放大其对机体的影响。因此，PCOS 的代谢异常不是单因素导致，对高雄激素血症和（或）HHcy 的 PCOS 患者应从多个方面进行治疗。

（三）HHcy 与 PCOS 的肥胖

HHcy 患者体内的脂肪酸结合蛋白 4 出现失衡状态，这种状态下更容易导致体内脂肪、蛋白质的堆积，容易形成肥胖。早期的研究已经证实，超过 50% 的 PCOS 患者都伴有肥胖，常表现为腹型肥胖[6]。多项研究发现，PCOS 患者 Hcy 水平显著升高且随着 BMI 和腰围的增加，这种升高更加明显[14]。一项动物实验研究发现，用 Hcy 给药的大鼠出现 HHcy 并显示 PCOS 样表型，出现血脂异常和减弱的 PI3K-AKT 和 Wnt 信号级联，表明 Hcy 可以直接调节脂质代谢，诱发血脂异常[13]。因此，HHcy 会导致 PCOS 患者出现肥胖及脂代谢异常，对于 HHcy 的 PCOS 患者，应更好地控制体重及血脂。

（四）HHcy 与 PCOS 的并发症

Hcy 升高是发生心脑血管及外周血管病变的独立危险因素[15]。前面提到，Hcy 是一种血管损伤性氨基酸，能够诱导炎性细胞因子表达增加，改变一氧化氮的生物利用度，导致氧化应激、细胞凋亡激活和甲基化缺陷等细胞功能障碍。机体长期暴露于 HHcy 所引起的内皮功能障碍、血管功能障碍和血管阻力增加的环境中，易导致血压升高[16]。Hcy 的代谢产物也可以与 LDL-C 结合产生泡沫细胞和动脉粥样硬化斑块，HHcy 与高血压在动脉粥样硬化中"强强联合"，诱导血小板活化，导致心血管疾病的发生[14]。此外，C 反应蛋白、Hcy 和炎性生物标记物都参与了血管炎症和冠状动脉疾病的发生，这些都与 PCOS 患者的白细胞端粒长度呈负相关[17]。同时 PCOS 患者也容易并发代谢综合征、肥胖和脂代谢紊乱等情况，进一步加重脑血管疾病（cerebrovascular disease，CVD）的风险。虽然 PCOS 患者的 Hcy 浓度增加是否作为疾病进展的决定性因素仍有争议，但它仍对诊断心脑血管疾病有较高的敏感性。通过监测 Hcy 水平针对性地给予治疗，对预防 PCOS 患者出现 CVD 等并发症有重要意义。

二、高同型半胱氨酸血症——生育路上的"隐形杀手"

（一）HHcy 与卵母细胞质量和胚胎质量

卵泡液在卵泡生长发育过程中为卵母细胞提供了特殊的营养环境，其中包含了很多营养物质、酶和激素，当这些组成成分出现异常时会影响卵母细胞的生长、发育和成熟[18]。PCOS 患者普遍存在血清和卵泡液中细胞因子、蛋白质表达和代谢异常的情况[19]。血浆中 Hcy 水平升高可能导致卵泡所处的局部微环境呈高 Hcy 状态，Hcy 的毒性作用可能会影响卵母细胞的发育和减数分裂的过程，从而降低 PCOS 患者的卵母细胞质量和发育潜能[20]。也有学者发现，在接受体外受精 – 胚胎移植（in vitro fertilization-embryo transfer, IVF-ET）治疗的患者中，卵泡液 Hcy 水平升高与卵母细胞和胚胎质量呈负相关，意味着 Hcy 水平越高，胚胎质量越差[21]。

雌二醇（E_2）在卵泡发育过程中发挥重要的作用，既往研究也认为富含 E_2 的卵泡微环境有益于卵母细胞受精、卵裂及胚胎植入。PCOS 患者卵泡液中 Hcy 水平与 E_2 及维生素 B_{12} 呈负相关，而 HHcy 会抑制 E_2 的产生，干扰体外受精助孕过程中优势卵泡的发育、卵母细胞成熟和受精。前文提到，维生素 B_{12} 是叶酸甲基化过程中不可或缺的角色，在 DNA 生物合成和细胞新陈代谢中发挥重要作用，缺乏维生素 B_{12} 可能导致细胞功能障碍，从而影响卵母细胞质量和胚胎发育潜力。

卵巢中活性氧（ROS）和抗氧化剂水平的平衡关乎 PCOS 女性的生殖健康。生理水平的 ROS 可调节卵母细胞功能，对卵母细胞成熟和排卵至关重要；而 ROS 累积则会引起氧化应激反应，导致大部分生殖细胞凋亡[22]。研究发现，卵泡液及胚胎培养液中 ROS 的水平升高可降低胚胎卵裂率并增加胚胎碎片率[23]。HHcy 会增加氧自由基的产生，从而对性腺细胞产生毒性作用，影响卵母细胞成熟及胚胎发育。此外，线粒体也在能量产生中发挥关键作用，当 ROS 生成超过细胞内抗氧化防御系统的清除能力时，就会引发氧化应激，

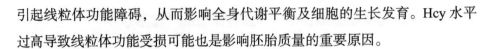

引起线粒体功能障碍，从而影响全身代谢平衡及细胞的生长发育。Hcy 水平过高导致线粒体功能受损可能也是影响胚胎质量的重要原因。

（二）HHcy 与复发性流产

复发性流产（recurrent spontaneous abortion，RSL）是指出现连续 2 次以上的自然流产现象，发生率占妊娠总数的 1%，占自然流产总数的 15%，近年来有逐渐上升趋势[24]。反复流产的经历让许多期待新生命的家庭陷入痛苦当中。目前研究发现导致复发性流产的因素较为复杂，如染色体异常、母体内分泌异常、生殖道感染、遗传性血栓倾向、免疫功能异常等[24]。研究显示，早期妊娠丢失的孕妇血清 Hcy 指标通常偏高[25]，当 Hcy 超过 9.9 μmol/L 时早期妊娠丢失概率是普通孕妇的 2 倍左右，当 Hcy 超过 12.3 μmol/L 时，其流产发生率则升高至 3.6 倍。在复发性流产的 PCOS 患者中，很多人会出现 Hcy 水平升高数倍，有的甚至达到 10 倍以上。

那么 HHcy 是如何导致 PCOS 患者流产的呢？其机制包括：①孕妇正常妊娠时，血液中 Hcy 的水平会随之下降，Hcy 一旦浓度升高可诱导妊娠期妇女血管内皮细胞产生并激活促凝血因子，形成血栓前状态，表现为多种促凝血、血栓素底蜕膜、胎盘绒毛血栓形成，导致胎盘梗死灶，引发流产。② HHcy 可能会损害血管，影响子宫母胎界面的血流和血管完整性，影响子宫内膜容受性[26]。在妊娠的早期阶段，包括着床前期，由于子宫内膜血管中的血流中断导致着床障碍，因此 HHcy 促进了妊娠丢失的发展。③生长中的胚胎处于 DNA 复制活跃状态，Hcy 水平升高可能损伤胚胎细胞 DNA 和蛋白质的甲基化，诱发细胞凋亡，这也是 HHcy 增加 PCOS 患者早期妊娠丢失风险的重要原因[27]。由此可见，高 Hcy 水平是 PCOS 患者反复流产的高危因素。临床上，必须对 PCOS 患者进行早期筛查，排除 HHcy 的遗传因素，做好有效防治工作，可通过预防母体循环系统血栓形成来改善生育能力和妊娠结局，降低复发性流产的风险。

（三）HHcy 与妊娠期并发症

正常情况下，妊娠期女性的 Hcy 会逐渐下降至孕前的 50% ～ 60%，然后保持相对稳定直至顺利分娩。较低的 Hcy 水平有益于维持母体血管内皮细胞的完整性、冠状动脉的弹性，以及调节母体血管对分娩的适应能力[28]。与未孕女性相比，孕期女性更易受到 Hcy 的伤害。近年来的研究表明 Hcy 可能通过氧化应激、炎症反应、细胞凋亡及血管损伤诱发 PIH、GDM 等多种妊娠期并发症，严重影响母婴健康[29]。

根据高血压防治指南，健康人群的 Hcy 理想值为 ≤ 10 μmol/L[30]，但对于妊娠期女性，Hcy > 9 μmol/L 可能是 PIH 的高危信号。PIH 的发病机制较为复杂，目前发现 PIH 的发生可能与 Hcy 水平升高有关，且 Hcy 水平与血压呈正比[31]。Hcy 升高通过启动并诱导氧化应激，破坏内皮细胞的结构和功能。Hcy 还可引起低密度脂蛋白过氧化，激活内皮细胞凋亡自杀机制，诱导其凋亡。血管内皮损伤会影响内皮细胞的分泌功能，增加收缩血管因子（如 ET1 和 TXA2）的分泌，减少舒张血管因子（如 NO、EDRF 和 PGI2）的分泌，诱发全身小动脉痉挛，进而导致 PIH 的发生和发展[21]。

妊娠期女性内分泌的改变使机体胰岛素敏感性下降 50% ～ 60%。PCOS 患者常伴有胰岛素抵抗，且血浆 Hcy 水平与空腹胰岛素水平呈正相关，胰岛素抵抗指数也直接影响到患者血浆 Hcy 水平[32]。HHcy 会使 GDM 的发生风险进一步增加，从而引起羊水过多、巨大儿等不良妊娠结局。若致病因素未得到有效缓解，有可能进一步发展为 2 型糖尿病。

因此，妊娠期动态监测 Hcy 水平可以在很大程度上降低 PIH、GDM 等妊娠并发症的发生率，对改善疾病的预后也有重要意义。

三、高同型半胱氨酸血症的管理与治疗

Hcy 从多个环节影响 PCOS 的发生和发展，因此，HHcy 的治疗显得尤为重要[33]。对 HHcy 的干预通常从改善生活方式和补充相关营养素两大方面入手。

（一）改善生活方式

首先，戒烟、限酒，日常避免大量饮用咖啡；其次，每周保持 3 ~ 4 次 40 分钟以上的运动，控制体重；最后，在饮食方面，注意多摄入绿叶蔬菜、水果、坚果等富含叶酸的食物，像胡萝卜、鸡蛋、动物肝脏等富含维生素 B_6 和维生素 B_{12} 的食物也要多吃。

（二）补充相关营养素

在某些情况下，无法通过简单的饮食调整纠正高同型半胱氨酸状态时，就需要医生来帮助你共同解决，针对性地给予营养治疗。

1. 叶酸

对于中、重度 HHcy 的患者，要想降低 Hcy 水平，找准原因"对症下药"最关键！叶酸代谢能力基因筛查不能少，通过基因检测可以了解自身叶酸吸收情况，从而定量补充适合剂量的叶酸。每天补充 0.8 mg 叶酸是降低 HHcy 的最佳剂量。针对叶酸代谢相关基因突变者，可以同时增补 5- 甲基四氢叶酸，与叶酸联合应用降低 Hcy 的效果更好。仅靠单一补充叶酸仍有约 50% 患者的 Hcy 水平无法达标。

2. 维生素 B_{12}

维生素 B_{12} 负责将 5- 甲基四氢叶酸的甲基转移给 Hcy。单独补充维生素 B_{12} 降低 Hcy 的效果没有叶酸明显。但在缺乏维生素 B_{12} 或其基因有缺陷时，可以加大剂量或补充甲基钴胺素。

3. 维生素 B_6

维生素 B_6 不仅是 Hcy 转硫途径的重要辅酶，也是生成 5,10- 亚甲基四氢叶酸的重要辅酶。维生素 B_6 与叶酸、维生素 B_{12} 联合补充，有显著的协同作用。

4. 天然甜菜碱

天然甜菜碱可以为机体提供 3 个甲基，是体内最为高效的甲基供体。其甲基相对效价比是胆碱的 12 ~ 15 倍。餐后补充甜菜碱降 Hcy 的效果比叶酸好。在 *MTHFR* 基因突变或叶酸缺乏时，补充甜菜碱会起到更大的作用。甜菜碱除了能明显降低 Hcy，还能防止机体水分流失、保持细胞活力，促进身体健康。

5. 联合补充

叶酸、甜菜碱和转硫途径之间存在很强的相互关系，尤其在低叶酸状态下关系更为明显。与单独补充叶酸相比，复合营养补充剂可以多降低 20% ～ 30% 的 Hcy 水平（表 4-9）。

表 4-9 补充不同营养素后同型半胱氨酸水平变化的比较

补充营养素种类	同型半胱氨酸水平变化
叶酸，单独用	降低 17.3%
维生素 B_{12}，单独用	降低 18.7%
叶酸 + 维生素 B_{12}	降低 57.4%
叶酸 + 维生素 B_{12}+ 维生素 B_6	降低 59.9%

总之，Hcy 与 PCOS 患者的糖脂代谢、高雄激素血症相互影响，并且导致心血管疾病风险增加。同时，HHcy 也会影响 PCOS 患者的卵母细胞质量和胚胎发育潜能，增加不良妊娠结局、妊娠期并发症的风险。针对 HHcy 的 PCOS 患者，补充叶酸可有效改善血管内皮功能，降低心血管疾病的发生风险。从长远看，对 PCOS 患者的管理应注重 Hcy 水平的筛查及治疗，从而预防远期及近期并发症的发生。

参考文献

[1] 李燕. 同型半胱氨酸与疾病的关系 [J]. 继续医学教育，2020，34（6）：79-81.

[2] GÖZÜKÜÇÜK M, GÜRSOY A, DESTEGÜL E, et al. Homocysteine and C-reactive protein levels in women with polycystic ovary syndrome[J]. Gynecology and Minimally Invasive Therapy, 2021, 10（4）: 210.

[3] ARSLAN E, GORKEM U, TOGRUL C. Is There a relationship between vitamin D deficiency status and PCOS in infertile women?[J]. Geburtshilfe Frauenheilkd, 2019, 79（7）: 723-730.

[4] GANGULY P, ALAM S F. Role of homocysteine in the development of cardiovascular disease[J]. Nutr J, 2015, 14: 6.

[5] MENG Y, CHEN X, PENG Z, et al. Association between high serum homocysteine levels and biochemical characteristics in women with polycystic ovarian syndrome: a systematic review and meta-analysis[J]. PLoS One, 2016, 11（6）: e157389.

[6] ZHANG B, QI X, ZHAO Y, et al. Elevated CD14$^+$+ CD16$^+$ monocytes in hyperhomocysteinemia-associated insulin resistance in polycystic ovary syndrome[J]. Reproductive Sciences, 2018, 25（12）: 1629-1636.

[7] LI Y, JIANG C, XU G, et al. Homocysteine upregulates resistin production from adipocytes in vivo and in vitro[J]. Diabetes, 2008, 57（4）: 817-827.

[8] QI X, ZHANG B, ZHAO Y, et al. Hyperhomocysteinemia promotes insulin resistance and adipose tissue inflammation in PCOS mice through modulating M2 macrophage polarization via estrogen suppression[J]. Endocrinology, 2017, 158（5）: 1181-1193.

[9] YARALI H, YILDIRIR A, AYBAR F, et al. Diastolic dysfunction and increased serum homocysteine concentrations may contribute to increased cardiovascular risk in patients with polycystic ovary syndrome[J]. Fertil Steril, 2001, 76（3）: 511-516.

[10] LEE M, YOON J, KIM H, et al. Hyperandrogenic milieu dysregulates the expression of insulin signaling factors and glucose transporters in the endometrium of patients with polycystic ovary syndrome[J]. Reproductive Sciences, 2020, 27（8）: 1637-1647.

[11] LIN Y H, HUANG S Y, HSU M I, et al. Hyperhomocysteinaemia is associated with biochemical hyperandrogenaemia in women with reproductive age[J]. European Journal of Obstetrics & Gynecology and Reproductive Biology, 2013, 171（2）: 314-318.

[12] 贾涔琳, 张治芬, 金雪静, 等. 高雄激素型多囊卵巢综合征与糖脂代谢及甲状腺功能的关系[J]. 浙江医学, 2020, 42（13）: 1404-1408.

[13] GANGULY P, ALAM S F. Role of homocysteine in the development of cardiovascular disease[J]. Nutr J, 2015, 14: 6.

[14] ZHANG Z, FANG X, HUA Y, et al. Combined effect of hyperhomocysteinemia and hypertension on the presence of early carotid artery atherosclerosis[J]. Journal of Stroke and Cerebrovascular Diseases, 2016, 25（5）: 1254-1262.

[15] ESTEGHAMATI A, HAFEZI-NEJAD N, ZANDIEH A, et al. Homocysteine and metabolic syndrome: from clustering to additional utility in prediction of coronary heart disease[J]. Journal of Cardiology, 2014, 64（4）: 290-296.

[16] TYAGI N, MOSHAL K S, OVECHKIN A V, et al. Mitochondrial mechanism of oxidative

stress and systemic hypertension in hyperhomocysteinemia[J]. Journal of Cellular Biochemistry, 2005, 96（4）: 665-671.

[17] PEDROSO D C C, MIRANDA-FURTADO C L, KOGURE G S, et al. Inflammatory biomarkers and telomere length in women with polycystic ovary syndrome[J]. Fertility and Sterility, 2015, 103（2）: 542-547. e2.

[18] COTICCHIO G, DAL CANTO M, MIGNINI RENZINI M, et al. Oocyte maturation: gamete-somatic cells interactions, meiotic resumption, cytoskeletal dynamics and cytoplasmic reorganization[J]. Human Reproduction Update, 2015, 21（4）: 427-454.

[19] FU X, HE Y, WANG X, et al. MicroRNA-16 promotes ovarian granulosa cell proliferation and suppresses apoptosis through targeting pdcd4 in polycystic ovarian syndrome[J]. Cellular Physiology and Biochemistry, 2018, 48（2）: 670-682.

[20] DE LA CALLE M, USANDIZAGA R, SANCHA M, et al. Homocysteine, folic acid and B-group vitamins in obstetrics and gynaecology[J]. European Journal of Obstetrics & Gynecology and Reproductive Biology, 2003, 107（2）: 125-134.

[21] EBISCH I M W, PETERS W H M, THOMAS C M G, et al. Homocysteine, glutathione and related thiols affect fertility parameters in the（sub）fertile couple[J]. Human Reproduction, 2006, 21（7）: 1725-1733.

[22] BOXMEER J. The homocysteine pathway in human subfertility[M]. Erasmus University Rotterdam, 2009.

[23] BEDAIWY M A, FALCONE T, MOHAMED M S, et al. Differential growth of human embryos in vitro: role of reactive oxygen species[J]. Fertility and Sterility, 2004, 82（3）: 593-600.

[24] 自然流产诊治中国专家共识编写组. 自然流产诊治中国专家共识（2020 年版）[J]. 中国实用妇科与产科杂志, 2020, 36（11）: 1082-1090.

[25] 马春艺, 路阳, 苏赛, 等. 高同型半胱氨酸与复发性流产的相关性研究 [J]. 中国妇幼卫生杂志, 2014, 5（5）: 20-22.

[26] 朱艳, 屈晓威. 多囊卵巢综合征患者早期妊娠丢失与同型半胱氨酸水平的相关性研究 [J]. 临床和实验医学杂志, 2017, 16（7）: 694-696.

[27] 杨新鸣, 郭书娴, 王宇, 等. 高同型半胱氨酸与 PCOS 先兆流产的研究进展 [J]. 现代中西医结合杂志, 2020, 29（26）: 2960-2964.

[28] WALKER M C, SMITH G N, PERKINS S L, et al. Changes in homocysteine levels during normal pregnancy[J]. American Journal of Obstetrics and Gynecology, 1999, 180（3）: 660-664.

[29] DAI C, FEI Y, LI J, et al. A novel review of homocysteine and pregnancy complications[J]. Biomed Res Int, 2021, 2021: 6652231.

[30] 中国高血压防治指南修订委员会，高血压联盟（中国），中华医学会心血管病学分会中国医师协会高血压专业委员会，等. 中国高血压防治指南（2018 年修订版）[J]. 中国心血管杂志，2019, 24（1）: 24-56.

[31] MA L, LI L, HAN P, et al. Effect of the drug combination of magnesium sulfate and phentolamine on homocysteine and C reactive protein in the serum of patients with pregnancy induced hypertension syndrome[J]. Experimental and Therapeutic Medicine, 2019, 17（5）: 3682-3688.

[32] 潘翠琦，聂韩永，潘碧琦，等. 血清同型半胱氨酸与妊娠糖尿病 HbA1c 及胰岛素抵抗的相关性研究 [J]. 检验医学与临床，2022, 19（4）: 522-525.

[33] 黄影，王蔼明，赵勇，等. 多囊卵巢综合征与高同型半胱氨酸血症相关性的研究进展 [J]. 生殖医学杂志，2013, 22（8）: 626-632.

（杜玉冬　哈灵侠）

第八节 打鼾还真不是睡得香

一、个案分享

小美是一位年轻的 PCOS 患者，体型偏胖，一直以来都为自己的病症感到烦恼，经常因为月经不规律和激素失衡而感到疲惫和沮丧。近一年来，小美睡眠时经常打呼噜，夜间不时有憋气，她几乎要崩溃了。一次全公司开会时，她似乎睡着了。当时，头脑一片空白，全然不知睡了多久，打呼噜了吗？小美很茫然，感觉自己平时睡觉的时间也挺长的，怎么还一直这么困呢？

二、案例揭秘

后来，小美去看了一位睡眠专家，专家怀疑可能有睡眠呼吸暂停。于是医生让她做了睡眠呼吸监测，结果显示重度阻塞性睡眠呼吸暂停伴重度低氧血症。经佩戴无创呼吸机治疗后，小美的头昏、头晕、困倦、注意力不集中等症状逐渐减轻。一段时间后，疗效明显，精神明显好转，同时 PCOS 相关症状也有所改善。现在，她白天没有疲乏的感觉，清醒而又充满活力！

三、专业解读

（一）什么是阻塞性睡眠呼吸暂停

阻塞性睡眠呼吸暂停（OSA）是一种以上呼吸道阻塞性病变（含咽部黏膜塌陷）引起的睡眠打鼾伴呼吸暂停和日间嗜睡为主要临床表现的睡眠呼吸疾病，患病率为 6% ~ 19%[1]，可引起间歇性低氧、高碳酸血症及睡眠结构紊乱，患者表现为白天嗜睡、睡眠时严重打鼾和反复呼吸暂停。多导睡眠描记法（polysomnography，PSG）是确诊 OSA 的金标准。每晚 7 小时睡眠中，反复发生呼吸暂停 30 次以上或睡眠呼吸暂停低通气指数（apnea-hypopnea index，AHI）＞ 5 次 / 小时，即可诊断为 OSA。

（二）揭秘阻塞性睡眠呼吸暂停的"幕后黑手"

（1）上气道解剖异常：包括鼻腔阻塞（鼻中隔偏曲、鼻甲肥大、鼻息肉及鼻部肿瘤等）、Ⅱ度以上扁桃体肥大、软腭松弛、悬雍垂过长或过粗、咽腔狭窄、咽部肿瘤、咽腔黏膜肥厚、舌体肥大、舌根后坠、下颌后缩及下颌畸形等。

（2）肥胖：BMI 超过标准值的 20% 或以上，即 BMI $\geq$ 28 kg/m^2。

（3）年龄：成年后随年龄增长患病率增加；女性绝经期后患病者增多，70 岁以后患病率趋于稳定。

（4）性别：女性绝经前发病率显著低于男性，绝经后与男性无显著性差异。

（5）具有 OSA 家族史。

（6）长期大量饮酒和（或）服用镇静、催眠或肌肉松弛类药物。

（7）长期吸烟可加重 OSA。

（8）其他相关疾病：包括甲状腺功能减退、肢端肥大症、心功能不全、脑卒中、胃食管反流、神经肌肉疾病及多囊卵巢综合征等。

在个案中，小美是一位 PCOS 患者，并发了阻塞性睡眠呼吸暂停。两者之间有什么神秘的联系？让我们一起继续探索吧。

（三）PCOS 与阻塞性睡眠呼吸暂停——一个复杂的相互作用网

尽管有大量研究证据表明，PCOS 患者的 OSA 患病率增加，但其发病机制并未明确。研究发现，PCOS 患者的肥胖、IR 及其他因素是其高发 OSA 的原因，与 OSA 的发病机制及疾病严重程度有着密切关系[2]。

1. 年龄

随着年龄的增长，PCOS 患者发生 OSA 的风险增加。

2. 肥胖

PCOS 患者中高 OSA 发生率与肥胖有关，体重增加 10%，罹患中、重度 OSA 的风险增加 6 倍[3]。一方面，肥胖导致 OSA 的发生受到多种因素的影响。OSA 患者的咽部口径和容积小于正常人，肥胖可以导致脂肪在咽部气道周围沉积。此外，肥胖患者可出现胸廓活动受限。另一方面，肥胖本身又可直接导致高血压、心脑血管疾病和糖尿病等多器官或系统损害，引起的 IR、脂肪代谢异常等会影响 OSA 患者呼吸中枢驱动调控，促进了 OSA 的发生。

3. 胰岛素抵抗

IR 是 PCOS 患者发生 OSA 的最强预测因子，PCOS 患者的胰岛素水平和糖耐量与 OSA 的风险和严重程度密切相关[4]。在 PCOS 患者中，高胰岛素血症通过胰岛素受体直接作用于卵巢的卵泡膜细胞，引起功能性雄激素过多。另外，高胰岛素血症加重了促性腺激素释放激素（GnRH）的不协调分泌，间接参与卵巢激素的合成，导致雄激素过多。而雄激素通过影响上气道结构、呼吸中枢与肌肉的功能、炎症和氧化应激等方面导致 OSA 的发生与发展。当 PCOS 患者同时存在 IR 和 HA 时，机体代谢紊乱会进一步加剧 OSA 的发生和发展[5]。

4. 炎症因子

PCOS 患者体内处于慢性炎症状态[6]。在 OSA 患者中，反复发生的呼吸暂停和低氧与再氧合的过程，导致氧化应激和氧自由基增加，激活体内炎症因子，造成靶器官的损害。全身性炎症还可以导致呼吸道肌肉削弱，破坏环路增益和呼吸控制的稳定性，损害保护性气道通畅，加重 OSA 的发生。

（四）睡眠呼吸暂停是件大事，千万不可小觑

1. 睡眠质量差

大量研究表明，PCOS 患者易合并睡眠障碍。Simon S[7] 证实了与没有代谢综合征的青少年相比，PCOS 合并肥胖和代谢综合征的青少年患者有更严重的睡眠呼吸障碍，具有更高的 AHI。在 PCOS 合并 OSA 的患者中，睡眠障

碍的夜间表现为打鼾、呼吸暂停、夜间憋醒、多动不安、多汗、夜尿增多、睡眠行为异常，白天表现为嗜睡、头晕乏力、精神行为异常、头痛、性格改变、暴躁易怒。

2. 不孕症发生率高

在 PCOS 合并 OSA 患者中，高胰岛素血症、HA 和轻度炎症状态三者相互作用，形成恶性循环，导致不孕症。在这类患者中，慢性炎症状态还可以破坏卵母细胞减数分裂纺锤体的形成而导致不孕症[8]。合并 OSA 的 PCOS 患者更易发生焦虑、抑郁甚至恐惧等负性心理，这些负性心理刺激 GnRH 的释放，从而发生性功能障碍、输卵管痉挛与排卵受阻等问题，并诱发不孕症。

3. 代谢性疾病发生率高

IR、糖耐量减低和 T2D 在 PCOS 患者中很常见，OSA 与糖代谢异常、脂代谢紊乱、肥胖等代谢问题的风险因素相关[9]。PCOS 合并 OSA 的患者中，反复的缺氧和氧化应激会导致 IR，使血糖难以控制，导致血糖升高、血脂异常、肥胖等症状。而且频繁的呼吸暂停和睡眠紊乱会导致睡眠不足。长期睡眠不足会影响人体代谢，引起肥胖、血脂异常、血压升高等代谢问题。

4. 心血管疾病发生率高

PCOS 合并 OSA 的患者中，一方面，缺氧会导致血管内皮受损，引起动脉硬化或血栓形成；另一方面，睡眠过程中反复发生呼吸暂停，会导致心室壁压力增加。此外，在这类人群中，氧化应激及炎症反应明显增强，会进一步加剧心肌缺血，继而诱发心绞痛等急性冠脉综合征[10]。

5. 焦虑、抑郁

在 PCOS 合并 OSA 的患者中，睡眠障碍作为一种压力源引起反复的低氧血症和高碳酸血症，可能会通过过度激活交感神经、增加活性氧和炎症因子等途径，导致下丘脑 – 垂体 – 肾上腺轴的功能障碍，同时破坏垂体释放皮质醇的昼夜节律，引发焦虑和抑郁[11]。

（五）PCOS 与 OSA 的综合评估

PCOS 和 OSA 是两种不同的疾病，但它们常常同时存在。为了有效治疗 PCOS 合并 OSA，首先需要进行准确的诊断和评估。

（1）病史和症状评估：在诊断 PCOS 合并 OSA 之前，需要对患者的病史和症状进行详细评估。医生会询问患者有关月经异常、不孕症、多毛症、痤疮、肥胖、打鼾、睡眠呼吸暂停等症状的情况，以了解患者的病情和症状特点。

（2）体格检查：医生会通过评估患者的身高、体重、腰围、臀围等指标，以确定肥胖程度。同时检查口腔、鼻腔、咽部等部位，以排除其他可能导致打鼾和睡眠呼吸暂停的疾病。

（3）实验室检查：通过性激素水平、血糖、胰岛素、血脂等指标的测定，评估患者的内分泌及代谢情况。

（4）影像学检查：超声、CT、MRI 等。

（5）睡眠监测：PSG 是诊断 OSA 的重要手段，通过监测患者的睡眠状况，包括呼吸、血氧饱和度等指标，判断是否存在睡眠呼吸暂停综合征。

（6）其他相关检查：根据患者的具体情况，医生还可能进行其他相关检查，如心电图、心脏超声等，以排除其他可能导致月经异常和睡眠呼吸暂停的疾病。

（7）PCOS 合并 OSA 的诊断需要满足 OSA 的诊断标准[12]：通过睡眠监测发现睡眠过程中反复出现呼吸暂停和低通气次数 30 次以上，或者 AHI ≥ 5 次 / 小时。

（六）珍视健康，珍爱生命，从一夜好眠开始

1. 生活方式调整

PCOS 和 OSA 都是严重影响女性健康和生活质量的疾病。对于 PCOS 合并 OSA 的患者，生活方式调整是非常重要的治疗手段。

（1）饮食调整：控制饮食，减少高糖、高脂、高盐食物的摄入，增加蔬菜、水果、全谷类食物的摄入。同时，保持饮食规律，避免暴饮暴食。

（2）运动：适当进行有氧运动，如慢跑、游泳、骑自行车等，以增加心肺功能，改善睡眠质量。同时，避免过度运动，以免加重病情。

（3）减重减脂：对于肥胖的 PCOS 合并 OSA 患者，减重减脂是重要的治疗手段。控制饮食和增加运动可以降低体重和体脂率，改善症状和病情。

（4）睡眠调整：保持规律的作息时间，避免熬夜和过度劳累。同时，创造安静、舒适的睡眠环境，改善打鼾和睡眠呼吸暂停的症状。

（5）注意事项：循序渐进、持之以恒、寻求专业指导、自我管理、保持积极心态。

2. 药物治疗

PCOS 合并 OSA 的治疗是以改善症状、控制病情、提高生活质量为目标。应根据患者的具体情况，结合病情进展、年龄、生育需求等因素，制定个体化的治疗方案。

（1）口服避孕药：抑制下丘脑－垂体－卵巢轴的功能，降低雄激素水平。

（2）胰岛素增敏剂：用于改善胰岛素抵抗，降低血糖水平。

（3）注意事项：严格按照医嘱服用药物，不得随意增减剂量或停药；注意观察药物副作用，如有不适，及时就医；定期进行随访和检查，以便及时调整治疗方案。

3. 心理支持

PCOS 和 OSA 都会给患者带来一定的心理压力，因此，心理支持在 PCOS 合并 OSA 的治疗中具有重要意义。首先，心理支持可以帮助患者更好地理解和应对疾病，提高对疾病的认知和自我管理能力。其次，心理支持可以帮助患者减轻焦虑、抑郁等心理问题，提高心理健康水平。最后，心理支持可以帮助患者建立积极的生活态度和健康的生活方式，增强自信心和幸福感。

4. 呼吸机治疗

对于中重度 OSA 患者，呼吸机治疗是一种有效方法[13]。呼吸机治疗可以改善 PCOS 合并 OSA 患者的症状，如打鼾、白天嗜睡和睡眠质量差等。同时，呼吸机治疗还可以改善患者的健康状况，它可以通过持续正压通气来保持上气道的开放，从而改善睡眠质量，降低心脑血管疾病的风险。

5. 手术治疗

对于某些严重的 OSA 患者，手术可能是必要的 [14]。手术方法主要有悬雍垂腭咽成形术。然而，手术治疗应在充分考虑患者情况后谨慎决定。

（七）长期管理与温馨随访

（1）对于 PCOS 合并 OSA 的患者，长期管理和随访是必要的。医生应根据患者的具体情况，制定合理的评估标准，以评估治疗效果和生活质量。主要内容包括定期进行妇科检查、睡眠监测、生活质量和心理状况评估等，以监测病情的变化并调整治疗方案。同时，也要关注患者的心理状况，提供必要的心理支持。

（2）PCOS 合并 OSA 的治疗需要综合考虑多种因素，包括患者的具体情况、疾病的严重程度、并发症的风险等。因此，医生需要与患者密切合作，制定个体化的治疗方案，并进行长期的随访和管理。

总之，PCOS 患者中 OSA 呈现高发病率，且两者可以相互促进。PCOS 患者的肥胖、HA、IR 及其他因素是其 OSA 高发的原因；OSA 患者的间歇性低氧、高碳酸血症及睡眠结构紊乱可以促进 PCOS 患者 IR、焦虑及抑郁的发生，形成一种恶性循环，影响身心健康。因此，对 PCOS 患者进行 OSA 的筛查是十分必要的。

参考文献

[1]　SENARATNA C V, PERRET J L, LODGE C J, et al. Prevalence of obstructive sleep apnea in the general population: a systematic review[J]. Sleep Med Rev, 2017, 34: 70-81.

[2]　KAHAL H, KYROU I, UTHMAN O A, et al. The prevalence of obstructive sleep apnoea in women with polycystic ovary syndrome: a systematic review and meta-analysis[J]. Sleep Breath, 2020, 24（1）: 339-350.

[3] PEPPARD P E, YOUNG T, PALTA M, et al. Longitudinal study of moderate weight change and sleep-disordered breathing[J]. JAMA, 2000, 284（23）：3015-3021.

[4] VGONTZAS A N, LEGRO R S, BIXLER E O, et al. Polycystic ovary syndrome is associated with obstructive sleep apnea and daytime sleepiness：role of insulin resistance[J]. J Clin Endocrinol Metab, 2001, 86（2）：517-520.

[5] TASALI E, VAN CAUTER E, HOFFMAN L, et al. Impact of obstructive sleep apnea on insulin resistance and glucose tolerance in women with polycystic ovary syndrome[J]. J Clin Endocrinol Metab, 2008, 93（10）：3878-3884.

[6] ESCOBAR-MORREALE H F, LUQUE-RAMÍREZ M, GONZÁLEZ F, et al. Circulating inflammatory markers in polycystic ovary syndrome：a systematic review and metaanalysis[J]. Fertil Steril, 2011, 95（3）：1048-1058.

[7] WANG C, HUANG T, SONG W, et al. A meta-analysis of the relationship between polycystic ovary syndrome and sleep disturbances risk[J]. Front Physiol, 2022, 13：957112.

[8] KAHAL H, KYROU I, UTHMAN O A, et al. The prevalence of obstructive sleep apnoea in women with polycystic ovary syndrome：a systematic review and meta-analysis[J]. Sleep Breath, 2020, 24（1）：339-350.

[9] CHATTERJEE B, SURI J, SURI J C, et al. Impact of sleep-disordered breathing on metabolic dysfunctions in patients with polycystic ovary syndrome[J]. Sleep Med, 2014, 15（12）：1547-1553.

[10] JAVAHERI S, BARBE F, CAMPOS-RODRIGUEZ F, et al. Sleep apnea：types, mechanisms, and clinical cardiovascular consequences[J]. J Am Coll Cardiol, 2017, 69（7）：841-858.

[11] YANG Y, DENG H, LI T, et al. The mental health of Chinese women with polycystic ovary syndrome is related to sleep disorders, not disease status[J]. J Affect Disord, 2021, 282：51-57.

[12] HEIN, M, LANQUART J P, LOAS G, et al. Prevalence and risk factors of moderate to severe obstructive sleep apnea syndrome in major depression：a observational and retrospective study on 703 subjects[J]. BMC Pulm Med, 2017, 17（1）：165.

[13] 陈俊，荣刚，刘旭，等. 持续正压通气对 OSAHS 合并牙周炎患者唾液 TNF-α 和 IL-10 含量影响 [J]. 临床口腔医学杂志, 2021, 37（5）：286-288.

[14] GOTTLIEB D J, PUNJABI N M. Diagnosis and management of obstructive sleep apnea：a review[J]. JAMA, 2020, 323（14）：1389-1400.

（王金娟　哈灵侠）

第九节　肠道菌群"大作战"

看到这个标题您可能会有这样的疑问："PCOS 和肠道菌群有什么关系？""PCOS 又和哪些肠道菌群有关系呢？""改善肠道菌群后 PCOS 就可以治愈吗？"如果您也有同样的疑惑，下面就和我们一起加入这场"战斗"吧。

近年来，各个学科对肠道菌群越发重视，肠道微生态的研究成了目前的热点。有研究发现，肥胖、IR 等代谢紊乱的发生与肠道菌群谱的改变有着极为重要的关系，肠道菌群结构的动态变化更是影响了多种内分泌代谢性疾病的发生和发展。同时，有研究人员将 PCOS 患者与正常人群的肠道菌群进行了比较分析，发现肠道菌群的失调与 PCOS 的发生和发展密切相关 [1]。

一、肠道菌群

肠道是人体最复杂的器官之一，居住着数以万亿计的微生物。细菌是其中的主要"居民"，其数量庞大，大约为 10^{14} 个，包含 800 多个物种和 7000 多个菌株，是人体细胞总和的 10 倍，总质量为 1 ~ 2 kg，被称为"人体第二基因组"或"被遗忘的器官" [1, 2]。看到这些数据，你可能会有些害怕，我们的肠道中有这么多的细菌，是否会对我们的身体有害呢？答案当然是否定的。

人体肠道内的微生物有 500 ~ 1000 个不同的种类，一般分为 3 大类：有益菌、中性菌、有害菌。有益菌，也可称为益生菌，主要是各种双歧杆菌、乳酸杆菌等，是人体健康不可缺少的要素，可以合成各种维生素，参与食物的消化，促进肠道蠕动，抑制致病菌群的生长，分解有毒、有害物质等。中性菌，即具有双重作用的细菌，如大肠杆菌、肠球菌等，在正常情况下对健康有益，一旦增殖失控或从肠道转移到身体其他部位，就可能引发许多问题。有害菌，一旦失控大量生长，就会引发多种疾病，产生致癌物等有害物质，或影响免疫系统的功能。体内 99.0% ～ 99.9% 都是像乳酸杆菌、双歧杆菌等这样的有益菌 [3]。它们对维持人体健康十分重要，不仅通过物质交换和能量运输为机体提供营养，而且在人体免疫调节、新陈代谢和营养物质吸收中发挥重要作用，同时分解有毒、有害物质并促进其排出，在免疫调节、脂肪代谢等环节产生重要影响 [4]。

二、什么是肠道菌群失调？

肠道菌群按一定的比例组合，各菌种间互相制约，互相依存，在胃肠道内形成一种生态平衡。当出现饮食问题、疾病病变等导致机体内外环境发生变化的情况时，正常菌群组合被破坏，肠道菌群的生态平衡被打乱，这种情况就叫作菌群失调。

三、为什么会出现肠道菌群异常？

导致肠道菌群失调的原因有很多，常见的原因如下。

（一）药物因素

长期大量使用抗生素、免疫抑制剂、激素及化疗药物等，将会抑制肠道内有益菌的定植或杀死大多数敏感菌及正常菌群，使得机会致病菌大量繁殖，而正常菌群减少，导致肠道菌群失调。这是导致肠道菌群失调最常见的原因。

（二）饮食和生活习惯

肠道内的有益菌喜低聚糖，故每天吃一些富含低聚糖的食物，如豆浆、胡萝卜等，对于肠道菌群是非常有利的。相反，暴饮暴食、过多食用快餐或方便类食品、煎炸油腻类食品、冷饮、农药残留过多的蔬菜和水果等，均可引起肠道菌群变化。

（三）年龄因素

肠道菌群随年龄的变化而变化。比如，老年人肠道内双歧杆菌数量显著减少，而肠杆菌、肠球菌数量增加，导致肠道抵抗力下降。随着年龄的增加，肠道蠕动减弱，胃酸及肠内分泌液的分泌量也会减少，致食物推进速度减慢，粪便在肠道内滞留时间过长，致使有害菌大量繁殖，就会造成肠道菌群失调。

（四）精神因素

肠道自身具有一定的免疫功能。当工作过于紧张、繁忙，承受巨大压力或心情抑郁、焦虑时，人体免疫力下降，肠道内有害细菌或单一类型的细菌会因失去"监控"而过度繁殖，造成肠道菌群失调。

（五）其他

多种疾病可引起肠道菌群的失调，如炎症性肠病、肠易激综合征、肝脏疾病、糖尿病、多器官功能衰竭、重症感染、精神疾病、肿瘤等。手术、外伤、化学物品、应激状态等也可导致肠道菌群失调。

四、PCOS 患者肠道菌群失调的特点

肠道菌群改变与 PCOS 有密切关联。PCOS 患者肠道菌群的 α 多样性（整体物种丰富度，即肠道微生物中的细菌种类）和 β 多样性（微生物群落组成）较健康女性下降，同时 PCOS 患者肠道的微生物群，如链状杆菌属和坎德拉菌属的丰度增加 [5]。

五、肠道菌群失调在 PCOS 发生和发展中的作用机制

目前对肠道菌群在 PCOS 发生和发展过程中可能作用机制的研究还很有限。

（一）慢性轻度炎症

慢性炎症反应是 PCOS 的重要临床特征 [5]。常见炎症因子包括 C 反应蛋

白（CRP）、白细胞介素 -6（IL-6）、白细胞介素 -18（IL-18）、TNF-α 等 [6]。炎症因子可能会直接作用于 HPO，从而影响 PCOS 患者卵泡发育、成熟及排卵等过程 [7]。PCOS 患者血清的炎症因子水平明显高于健康人群，但是引起这种炎症反应的源头却尚未明确。

脂多糖（lipopolysaccharide，LPS）也称细菌内毒素，是革兰阴性菌细胞壁的重要组成成分 [8]。人类肠道中的拟杆菌和埃希菌都属于革兰阴性菌 [2]。当肠黏膜损伤后，LPS 进入循环中形成内毒素血症，激活炎症因子的表达，从而诱发低度的炎症反应 [9]。炎症因子亦可直接或经由脂肪组织间接介导胰岛素抵抗。研究人员设计了一个有趣的试验：分别给两组小鼠喂食正常饮食和高脂饮食，4 周后发现高脂饮食组的小鼠变得肥胖并且出现 IR 迹象，且血液中 LPS 浓度比正常饮食组高 2 ～ 3 倍；而后，将 LPS 皮下注射到正常饮食组的小鼠中，4 周后，正常饮食组的小鼠变得肥胖并产生 IR[10]。

（二）肠道通透性增加

肠道屏障是指肠道能够防止肠内的有害物质，如细菌和毒素等穿过肠黏膜进入人体其他组织、器官和血液循环的功能。完整的肠道屏障可以保护肠道菌群不受免疫反应的影响。然而，长期摄入高糖、高脂饮食会引起肠道菌群结构紊乱，破坏肠黏膜屏障，使肠壁通透性增加，导致一些病原菌及其内毒素向肠腔外组织、器官扩散，引发炎症、感染 [11]。

那这和 PCOS 患者又有什么关系呢？大多数 PCOS 患者的 24 小时饮食以脂类、糖类为主 [12]。这使得 PCOS 患者的肠道通透性较健康人群高，细菌很容易透过肠黏膜进入全身循环，使免疫系统被激活，干扰胰岛素受体功能，使血清中胰岛素水平升高，进一步促使卵巢产生更多的雄激素，干扰了正常卵泡的发育 [13]。

（三）肠道代谢物——短链脂肪酸

短链脂肪酸（short-chain fatty acid，SCFA）通常是由肠道有益细菌代谢膳食纤维等碳水化合物所产生的代谢物，它们对肠道健康、身体健康都是必不可少的。研究发现，PCOS 患者肠道中的乙酸盐、丙酸盐和丁酸盐含量较健康女性显著降低 30%～66%；给予 PCOS 患者益生菌治疗 10 周后，PCOS 患者肠道乳杆菌的丰度明显增加，肠道 SCFA 水平也显著升高，促进了胰岛素的分泌[14]。同时，增加膳食纤维和补充丁酸盐可以减少肥胖的发生，并提高胰岛素敏感性[15]。

（四）支链氨基酸

支链氨基酸（branched-chain amino acid，BCAA）是一种潜在有害的微生物代谢物，肠道微生物群能够合成 BCAA[16]。肠道菌群也可以通过 BCAA 影响胰岛素敏感性[17]。研究发现，喂食 2 周高脂饮食的小鼠血液中的 BCAA 水平较正常饮食的小鼠增加；喂食 3 周后，它们出现了不同程度的 IR[18]。

（五）性激素水平影响肠道菌群的结构

PCOS 是一种高雄激素和低雌激素驱动的疾病。将出生 24 小时内的雌性大鼠暴露于高雄激素水平的环境下，发现其肠道菌群多样性降低[19, 20]。这表明 PCOS 女性患者后代的早期雄激素暴露可能导致其肠道微生物群和代谢功能的长期改变。

（六）脑 - 肠轴功能紊乱影响 PCOS 患者的情绪和免疫系统

脑 - 肠轴是由中枢神经系统、肠神经系统、下丘脑 - 垂体 - 肾上腺轴和肠道形成的神经内分泌 - 免疫网络，是大脑和肠道之间的信息交流系统。研究发现，脑 - 肠轴功能紊乱影响 PCOS 患者的情绪和免疫。肠道菌群代谢异常会导致肠道内肽类、细胞因子和炎症因子的分泌异常。PCOS 患者的胃肠激素分泌紊乱，GLP-1 水平较正常人群降低[21]。后者具有延缓胃排空、调节食欲、减轻体质量、促进胰岛 β 细胞增殖和刺激胰岛素分泌等多种功能。

六、如何调节肠道菌群失调

现在，想必大家对于 PCOS 与肠道菌群之间的联系也有了初步的了解。

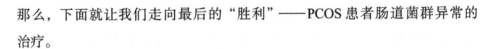

那么，下面就让我们走向最后的"胜利"——PCOS 患者肠道菌群异常的治疗。

（一）合理饮食

俗话说"民以食为天"，饮食是影响个体肠道菌群种属最重要的因素。当饮食结构发生变化时，肠道菌群的相对丰度和种类也会迅速改变。高脂、高糖饮食除了引起菌谱紊乱，还会损伤肠壁黏膜，增加肠道通透性，引起内毒素血症，干扰胰岛素受体，使血清胰岛素水平增加，引起高雄激素血症和排卵障碍[18]。相反，低碳水化合物饮食有助于增加短链脂肪酸的产生，可减少慢性炎症的发生。同时，高纤维饮食，如蔬菜、水果、全谷类食物，可以促进益生菌的生长，改善肠道菌群多样性。因此，饮食干预有助于治疗 PCOS。

（二）运动

运动与肠道菌群的关系近年来也逐渐得到重视。运动可以促进肠道蠕动，有助于排泄废物并维持肠道菌群的平衡。一项有趣的小实验——让大鼠进行 6 周的滚轮运动后发现，大鼠的肠道菌群多样性增加，拟杆菌门丰度升高，厚壁菌门丰度下降。

（三）避免不良的用药习惯

抗生素等药物需谨慎使用：抗生素、免疫抑制剂等药物可以杀灭有益菌群，影响肠道菌群平衡。如果需要使用此类药物，应遵循医生的建议，并在使用后进行恢复肠道菌群的治疗，可采用的方法包括加强益生菌的摄入。

（四）益生菌

益生菌可以改善肠道菌群紊乱的情况，使失衡的肠道菌群比例正常化，减少循环中 LPS 的含量和炎症因子，进而提高胰岛素的敏感性。目前常用的益生菌菌种有双歧杆菌、乳酸菌等。Kadooka Y 等 [22] 的研究表明，格氏乳杆菌（LG2055）可显著减少腹部内脏脂肪和皮下脂肪面积，降低体质量、BMI、腰围、臀围及身体脂肪量。一项对 2165 例 PCOS 不孕妇女的前瞻性研究发现，对比那些饮用脱脂牛奶或低脂牛奶的受试者，饮用酸奶的受试者不孕症的发生率显著降低。总之，使用益生菌能改善宿主慢性炎症症状，改善紊乱的 HPO，对治疗 PCOS 有一定的辅助作用。

（五）益生元

看到这里你可能会疑惑，益生元难道不是同益生菌一样吗？其实两者是不同的，区别于益生菌，益生元属于膳食补充剂，主要成分是低聚果糖、低聚半乳糖等。人为地增加食物中益生元含量，能通过刺激有益菌活性、增加短链脂肪酸生成而改变肠道菌群的结构。同时，益生元还能有效减少饥饿感和增加饱腹感，从而减少食物的摄入 [21]。多进食富含益生元（纤维素）的食物，减少高脂饮食摄入，既可以减少机会致病菌内毒素的释放，又能够增加有益细菌的数量，使体内短链脂肪酸含量增加，从而发挥对人体有益的作用。但具体的摄入量和摄入哪种类型食物能发挥益生元对抗 PCOS 患者体内代谢紊乱状况的最大作用，还需要进一步的研究。

（六）中医治疗

PCOS 从临床表现上属于中医不孕症、月经稀发、月经后延和闭经等范畴 [23]。黄连能促进肠道有益菌生长，抑制有害菌增殖，其活性成分小檗碱可通过调节肠道菌群起到降脂、降糖和显著改善 IR 的作用。

（七）粪菌移植

粪菌移植（fecal microbiota transplantation，FTM）是从健康捐赠者的粪便中采集微生物，并将它们通过鼻胃管或胃瘘开口导入患者小肠中，利用健康者粪便中的有益菌群帮助患者康复。这种方法在肠易激综合征、2 型糖尿病的治疗中得到有效证明 [24]。Yanjie Guo 等 [25] 通过 FMT 治疗来曲唑诱导的 PCOS 小鼠，36 天后发现，与不用 FMT 治疗的小鼠相比，FMT 治疗后的小鼠血清中雄激素水平下降，雌二醇和雌酮水平显著增加，卵巢功能正常化。未来，FMT 或许能成为治疗 PCOS 的新方向。

（八）其他

长期压力和睡眠不足可以干扰肠道菌群的正常功能，改变肠道菌群的结构和组成，导致肠道菌群的多样性降低，进而增加患病风险。减轻压力的活动，如旅游、冥想、瑜伽等，以及保证良好的睡眠，有助于维持健康的肠道菌群。

肠道菌群"大作战"到这里就结束了，想必现在大家已经对肠道菌群与PCOS之间的关系有所了解。但目前肠道菌群对PCOS的具体作用机制、调节方式等仍不明确，希望在未来的研究中可明确肠道微生物谱系与PCOS的关系，根据患者个体化的肠道菌群特征为PCOS治疗提供精准方案。

参考文献

[1] 石百超，常惠，王宇，等.肠道菌群在多囊卵巢综合征中的作用机制[J].国际生殖健康/计划生育杂志，2024，43（3）：238-243.

[2] 杨茹，胡文胜，包晓燕，等.肠道菌群与多囊卵巢综合征代谢异常的研究进展[J].国际生殖健康/计划生育杂志，2022，41（2）：156-159.

[3] 周玲，俞超芹，张丹英，等.肠道菌群在多囊卵巢综合征病理生理过程中作用与研究[J].辽宁中医药大学学报，2017，19（8）：63-66.

[4] TREMELLEN K，PEARCE K. Dysbiosis of gut microbiota（DOGMA）：a novel theory for the development of polycystic ovarian syndrome[J]. Med Hypotheses，2012，79（1）：104-112.

[5] TORRES P J，SIAKOWSKA M，BANASZEWSKA B，et al. Gut microbial diversity in women with polycystic ovary syndrome correlates with hyperandrogenism[J]. J Clin Endocrinol Metab，2018，103（4）：1502-1511.

[6] 张琳，李小英.炎症因子与多囊卵巢综合征[J].国际妇产科学杂志，2014，41（6）：643-645.

[7] REPACI A，GAMBINERI A，PASQUALI R. The role of low-grade inflammation in the polycystic ovary syndrome[J]. Mol Cell Endocrinol，2011，335（1）：30-41.

[8] CANI P D，AMAR J，IGLESIAS M A，et al. Metabolic endotoxemia intiates obesity and insulin resistance[J]. Diabetes，2007，56：1761-1722.

[9] TURNBAUGH P J, LEY R E, MAHOWALD M A. An obesity associated gut microbiome with increased capacity for energy harvest[J]. Nature, 2006, 444（7122）: 1027-1031.

[10] TREMELLEN K, PEARCE K. Dysbiosis of gut microbiota（DOGMA）: a novel theory for the development of polycystic ovarian syndrome[J]. Med Hypotheses, 2012, 79（1）: 104-112.

[11] BISCHOFF S C, BARBARA G, BUURMAN W, et al. Intestinal permeability: a new target for disease prevention and therapy[J]. BMC Gastroenterol, 2014, 14: 189.

[12] 吕淑兰, 韩曦, 李芬, 等. 饮食与多囊卵巢综合征 [J]. 中国妇幼健康研究, 2011, 22（6）: 855-858.

[13] TREMELLEN K, PEARCE K. Dysbiosis of gut microbiota（DOGMA）-a novel theory for the development of polycystic ovarian syndrome[J]. Medical Hypotheses, 2012, 79（2）: 104-112.

[14] ZHANG J, SUN Z, JIANG S, et al. Probiotic bifidobacterium lactis v9 regulates the secretion of sex hormones in polycystic ovary syndrome patients through the gut -brain axis[J]. M Systems, 2019, 4（2）: e00017-19.

[15] MCNABNEY S M, HENAGAN T M. Short chain fatty acids in the colon and peripheral tissues: a focus on butyrate, colon cancer, obesity and insulin resistance[J]. Nutrients, 2017, 9（12）: 1348.

[16] WHITE P J, NEWGARD C B. Branched-chain amino acids in disease[J]. Science, 2019, 363（6427）: 582-583.

[17] CUNNINGHAM A L, STEPHENS J W, HARRIS D A. Intestinal microbiota and their metabolic contribution to type 2 diabetes and obesity[J]. J Diabetes Metab Disord, 2021, 20（2）: 1855-1870.

[18] PEDERSEN H K, GUDMUNDSDOTTIR V, NIELSEN H B, et al. Human gut microbes impact host serum metabolome and insulin sensitivity[J]. Nature, 2016, 535（7612）: 376-381.

[19] KELLEY S T, SKARRA D V, RIVERA A J, et al. The gut microbiome is altered in a letrozole-induced mouse model of polycystic ovary syndrome[J]. PLoS One, 2016, 11（1）: e0146509.

[20] BARROSO A, SANTOS-MARCOS J A, PERDICES-LOPEZ C, et al. Neonatal exposure to androgens dynamically alters gut microbiota architecture[J]. J Endocrinol, 2020, 247（1）: 69-85.

[21] 饶翀, 肖新华. 肠道菌群和脂代谢异常 [J]. 中华临床医师杂志, 2016, 10（8）: 1-3.

[22] KADOOKA Y，SATO M，IMAIZUMI K，et al. Regulation of abdominal adiposity by probiotics（lactobacillus gasseri SBT 2055）in adults with obese tendencies in a randomized controlled trial[J]. Eur J Clin Nutr，2012，64（6）：636-643.

[23] 孙艺玲，江玉敏，姜文娜，等 . 多囊卵巢综合征患者中医证型与生活方式的相关性研究 [J]. 广州中医药大学学报，2024，41（11）：2882-2890.

[24] 舒龙，胡继 . 粪便移植技术的应用研究 [J]. 四川畜牧兽医，2014，41（6）：33-35.

[25] GUO Y，QI Y，YANG X，et al. Association between polycystic ovary syndrome and gut microbiota[J]. PLoS One，2016，11（4）：e0153196.

（李英杰　赵君利）